Mit Alzheimer
im Land des Lächelns

Martin Woodtli
und Christoph Müller

Mit Alzheimer
im Land des Lächelns

Neue Heimat für Margrit Woodtli

Weltbild

Dieses Buch widme ich meinen Eltern
und der Familie Hodler

Martin Woodtli

Bildnachweis
Fotos Bildstrecke: Die s/w-Abbildungen stammen von Martin Woodtli,
alle weiteren Fotos wurden von Christoph Müller zur Verfügung gestellt.

Weltbild Buchverlag – Originalausgaben
© 2013 Weltbild Verlag GmbH, Industriestrasse 78, CH-4609 Olten
Alle Rechte vorbehalten
Lektorat: Susanne Dieminger
Satz: Uhl + Massopust, Aalen
Umschlaggestaltung: Thomas Uhlig/www.coverdesign.net

ISBN 978-3-03812-481-8

Besuchen Sie uns im Internet:
Schweiz: weltbild.ch
Deutschland: weltbild.de
Österreich: weltbild.at

Vorwort

Münsingen liegt in Thailand
»Alte Bäume soll man nicht versetzen« lautet ein
Sprichwort. Ich war darum ausgesprochen skeptisch, als mir
mein Journalisten-Kollege Hansruedi Fritschi vor ein paar
Jahren von einem Schweizer erzählte, der mit seiner an Alzheimer erkrankten Mutter nach Thailand ausgewandert war
und nun statt in Münsingen in Chiang Mai mit ihr lebte,
unterstützt von drei Pflegerinnen.

Zunächst war ich erstaunt. Wie sollte das gehen? Kann man
jemanden, der sein Gedächtnis verloren hat, im hohen Alter
einer gänzlich anderen Sprache und Kultur aussetzen? Anderem Essen? Anderem Klima? Von diesem Misstrauen begleitet, kam ich 2003 erstmals in Chiang Mai an, um für die Sendung »Reporter« des Schweizer Fernsehens den ersten Beitrag
über Martin Woodtli und seine Mutter Margrit zu drehen.

Die Story von Margrit Woodtli zielt ins Zentrum einer
aufgeregten Debatte: »Wohin mit Oma?« hieß eine entsprechende ARD-Diskussion mit Günther Jauch. Immer mehr
Pflegefälle, immer mehr Demenzkranke, immer höhere Ge-
sundheitskosten. Und immer mehr überforderte Angehörige,
die weder Zeit noch Lust haben, ihr Leben fortan der Pflege
ihrer Eltern zu widmen.

Umso berührender fand ich darum die dramatische Geschichte von Martin Woodtli, der nach dem Suizid seines
Vaters und der Besichtigung verschiedener Pflegeheime in
der Schweiz beschloss, einen anderen Weg der Betreuung zu
suchen.

5

Meine anfängliche Skepsis verflog ziemlich rasch, als ich merkte, wie zufrieden Margrit Woodtli sich in Thailand bewegte, wie sie im breiten Berndeutsch mit ihren Thai-Betreuerinnen plauderte, mit denen sie sich über alle Sprachgrenzen hinweg blendend verstand. Streit hatte sie eigentlich nur mit ihrem Sohn. Vielleicht, weil sie sich zu gut verstanden...

Martin Woodtli hat die ebenso berührende wie dramatische Geschichte über sich und seine Eltern anschaulich und packend geschrieben. Ich durfte ihm als Journalist dabei ein wenig zur Seite stehen.

Nach dem erfolgreichen Versuch mit seiner Mutter begann der gelernte Sozialarbeiter, dieses Modell auch anderen Menschen anzubieten und betreut mittlerweile rund ein Dutzend »Gäste« aus der Schweiz und aus Deutschland. Sie alle sind an Demenz erkrankt.

Es ist kein Modell für jedermann. Und kein Patentrezept gegen den Pflegenotstand im Westen. Aber wenn ich an jene Menschen denke, die ich bei Martin Woodtli getroffen habe, dann relativiert sich auch das alte Sprichwort: Vielleicht kann man einen alten Baum nicht versetzen. Vielleicht spielt es aber auch keine Rolle, wo er steht, weil Ort und Zeit untergegangen sind in diesem Strom des Vergessens, in dem nur noch die Gefühle wichtig sind und das einzige Medium der Verständigung bleiben: Münsingen liegt in Thailand.

Christoph Müller

Erster Teil

*E*s war die unausweichliche Wahrheit des Augenblicks, die dazu führte, dass Hans Woodtli die Welt nicht mehr verstand, obwohl er den Sachverhalt längst kannte. Die endgültige, erschreckende Tatsache, die keine Fluchtmöglichkeit mehr tolerierte. Diagnosen sind schrecklich.

Die Diagnose wurde an jenem kühlen Februartag im Jahr 2001 von der Ärzteschaft der Memory Klinik in Zürich ausgesprochen: Demenzielle Erkrankung, Typus Alzheimer. Dieser Befund wurde nicht nur durch einen sogenannten Mini-Mental–Status-Test (MMST) bestätigt, sondern ergänzend durch ein Röntgenbild des Gehirns (MRI) erhärtet. Alzheimer: Eine Diagnose, die sich eingravierte wie eine Tätowierung. Es gab kein Zurück mehr. Alzheimer? Das war doch etwas für alte und gebrochene Menschen. »Sind wir das?«, fragte sich Hans. »Wir, die doch beide immer so fit waren und der Gebrechlichkeit trotzten. Sollte jetzt ein Teil von uns altersschwach sein?«

Der Befund war ein Schlag ins Gesicht. Margrit Woodtli konnte nicht einmal mehr eine Giraffe von einem Elefanten unterscheiden, beziehungsweise das richtige Wort der richtigen Figur zuordnen. Eine einfache Geschichte wurde innerhalb weniger Minuten oder gar Sekunden vergessen und konnte auch nicht mehr erahnt werden. Zwei sich überlappende Quadrate wurden wie zwei unförmige Eselsohren nachgezeichnet. Die Farbe Blau wurde Gelb und Rot blieb Schwarz.

Am 22. Februar 2001 begleitete ich meine Eltern in die Memory Klinik nach Zürich.

Während der Tests, die meine Mutter absolvieren musste, nahmen die Peinlichkeiten kein Ende. Mein Vater schämte sich für seine Frau, die früher so klug und selbstbewusst gewesen war und nun bei den einfachsten Fragen kläglich versagte. Er schämte sich vor mir, seinem Sohn.

Die Diagnose war hart, klar und unabänderlich: Alzheimer.

Meine Mutter reagierte gefasst, aber traurig auf diese Diagnose. Beim Verlassen der Klinik ließ sie sich von mir trösten und vergoss ein paar Tränen. Doch bereits während der Heimreise von Zürich nach Münsingen schienen die Trauer und die Bitterkeit dem Trotz gewichen zu sein. Meine Mutter gewann sowohl ihre Fassung als auch eine große Portion ihrer Energie zurück. Leider war diese Energie insofern destruktiv, als sie sogleich begann, meinen Vater für irgendetwas zu beschuldigen, was er weder verstand noch getan hatte. Dies war jetzt ihr schrecklicher Alltag. Manchmal fragte sich mein Vater, was ihm schwerer fiel: Seine Margrit trauernd zu sehen oder als übel gelaunte, ihm fremd erscheinende Person zu erdulden. Er wusste darauf keine Antwort. Zwar sprachen wir öfter über seine Nöte, das brachte ihm kurzzeitig Erleichterung, doch hier und jetzt, im Beisein von Margrit, war das nicht möglich.

Wir saßen gemeinsam im Zug und in meinem Vater lief ein Film ab. Ungewollt und unkontrolliert wirbelten vor seinem geistigen Auge Erinnerungsbilder vorbei wie abgerissene Blätter eines Kalenders, die der Wind durcheinanderbläst – die einen bleiben liegen, die anderen werden mit fortgetragen. Szenen aus seinem Alltag mit Margrit:

Er sah uns zu Hause auf dem Balkon sitzen, während Margrit ein Gulasch zubereitete. Senf und Lorbeerblätter, beides wichtige Zutaten, fehlten.

»Warum?«, fragte er meine Mutter in verzweifeltem Unverständnis.

»Seit zig Jahren bereitet sie das Gulasch nach dem gleichen Rezept zu. Warum jetzt das?«, fragte er mich.

Meine Mutter stand vor dem Herd und reagierte gelassen auf seine Frage. »Dann machen wir das eben jetzt«, war ihr Kommentar und damit drückte sie schweigend beinahe ein Viertel der Senftube auf das fast schon fertige Gulasch.

Er sah Margrit am Esstisch stehen und den Salat anrühren. Salat anrühren, Salat anrühren, Salat anrühren… »Schluss!«, rief Vater irgendwann entnervt.

Er sah Margrit vor dem Spiegel stehen. Überall lagen Cremedosen herum. Mit den immer gleichen monotonen Kreisbewegungen verteilte sie deren Inhalt über ihr Gesicht.

Er sah Margrit in der Küche stehen. Sie schaute ihn fordernd an. »Gib mir die Dings!« Margrit machte für Hans unverständliche, fuchtelnde Handbewegungen.

»Was willst du?«, fragte er ärgerlich.

»Eh«, reagierte Margrit gereizt.

»Ich verstehe nicht, was du meinst!«, entgegnete Hans.

»Ach, sei doch nicht so kompliziert«, sagte Margrit. »Die Schilte!«, rief sie plötzlich und verdeutlichte das Gesagte mit einer Handbewegung, die darauf hinwies, dass es sich um eine Schürze handelte.

Das Gesicht von Margrit wirkte für meinen Vater plötzlich unrealistisch. Größer, als es ihm vertraut war. Ein Gesicht voller Angst und Verzweiflung.

Er sah Margrit ihre Handtasche durchsuchen und die einzelnen Gegenstände lange betrachten. Suchen. Betrachten. Suchen. Betrachten. Suchen. Ohne Ende.

*

Als meine Eltern vom Besuch in der Memory Klinik wieder nach Hause kamen, war es bereits früher Abend. Mein Vater verspürte das Bedürfnis, seine Frau zu trösten. Wie man das in einer langjährigen Ehe eben machte, wenn man sich nach all den Jahren immer noch liebte, füreinander da war und es dem Partner nicht gut ging. Meine Mutter war den

Tränen nahe, ließ ihren Mann aber nicht an sich heran. Dies war einer jener verletzenden Momente, die mein Vater nur schwer beschreiben und fast gar nicht aushalten konnte.

Seine Ohnmacht wurde noch größer, als sich meine Mutter in die Toilette einschloss. Die Hilflosigkeit meines Vaters verwandelte sich in Angst: Würde sich Margrit etwas antun? Eine flüchtige Erleichterung setzte ein, als Margit nach langem Klopfen von Hans die Tür endlich öffnete. »Ich bin ein dummes Tubeli, ich bin ein dummes Tubeli!«, schluchzte sie. Dass sie sich selber immer wieder als »Dummerchen« bezeichnete, zeigte den Grad ihrer Verzweiflung in dieser Phase der Krankheit, in der sie den Verlust der Erinnerung noch realisierte. Ob dieses Gefühlsausbruchs begann mein Vater ebenfalls zu weinen und nahm sie in die Arme. Sie ließ es zu. Aber der Schmerz war trotzdem da.

Ohne Erfolg versuchten mein Vater und ich meine Mutter davon zu überzeugen, dass ein Aufenthalt für zwei Tage pro Woche im Psychiatriezentrum Münsingen sinnvoll wäre. »Willst du mich loswerden? Du solltest dich schämen!«, sagte sie zu meinem Vater.

Obwohl mein Vater als Psychiatriepfleger dort gearbeitet hatte, wurde er mit den privaten Problemen, die bald zur Katastrophe heranwuchsen, nur sehr schlecht fertig. Die permanenten Beschuldigungen und den Liebesentzug meiner Mutter ertrug er kaum. Dann lieber still sein und alles erdulden, ging es ihm durch den Kopf. Bereits während der Tests in der Memory Klinik wurde uns deshalb dringend empfohlen, meinen Vater an zwei Tagen pro Woche zu entlasten. Margrit reagierte damals beinahe verständnisvoll und erklärte sich mit dem Vorschlag einverstanden. Aber nun – zwei Wochen später – schien alles verflogen und vergessen.

Und so nahm der Alltag weiterhin seinen Lauf. Eines Morgens kam mein Vater vom Einkaufen im Dorf zurück. Er bereitete sich jeweils gut auf die Einkäufe vor, denn er wollte Margrit nicht zu lange allein lassen. Also musste er genau wissen, welche Produkte er benötigte und wo er diese kaufen konnte. Margrit stand vor dem Toilettenspiegel, als mein Vater die Wohnungstür öffnete. Eine fast schon vertraute Begrüßung schien sich anzubahnen. Diese wurde jedoch jäh getrübt, als mein Vater die Aktivitäten meiner Mutter erkannte. Sie war gerade dabei, verschiedene Cremesortimente auf ihr Gesicht aufzutragen. Zahnpasta war ebenfalls unter den ausgewählten Produkten. Mein Vater konnte es nicht unterlassen, ihr die Absurdität dieses Verhaltens klarzumachen, worauf Margrit nicht etwa ärgerlich wurde, sondern nur mitleidig lächelte, was wiederum bei meinem Vater für Unmut sorgte. Seine Verärgerung bewirkte bei Margrit groteskerweise eine ausgelassene Stimmung und sie widmete sich weiter ihrer Gesichtsmaske aus Zahnpasta und Handcreme, als hätte mein Vater gerade einen halbwegs lustigen Witz erzählt.

»Jetzt geht es einfach nicht mehr! Ich halte das nicht mehr aus!« Verzweifelt griff mein Vater zum Telefonhörer und rief mich in Zug an, wo ich damals wohnte: »Martin, Martin, Martin, ich kann nicht mehr!«

So waren meine Eltern gefangen in ihrer Wohnung zwischen Missverständnis, Hilflosigkeit und Ärger.

*

Entmutigt und einfach müde und enttäuscht von der Welt legte sich mein Vater eines Nachmittags auf das Sofa und schloss resigniert die Augen. Plötzlich spürte er sanft eine Hand über sein Gesicht streichen, und als er die Augen öffnete, sah er das herzliche Lächeln seiner Margrit. Dies war kein Traum. Das war Wirklichkeit. Er nahm sie zärtlich in seine Arme und sie erwiderte seine Umarmung. So hatte er – wenn auch nur für Sekundenbruchteile – das Gefühl, die Welt sei wieder in Ordnung. Auch die darauf folgenden Stunden bescherten den beiden einen harmonischen Fernsehabend. Mein Vater nahm sich vor, mir am nächsten Tag von dem

13

schönen Erlebnis zu berichten. Doch da war die Stimmung bereits wieder getrübt durch neue Gewitterwolken. Also ließ er es sein und presste in der kommenden Nacht sein Gesicht ins Kopfkissen, welches nicht trocken bleiben sollte. Margrit schlief sofort ein und bemerkte weder seine Trauer noch seine Verzweiflung.

»Leg dich doch hin und erhole dich etwas. Du wirst sehen, das wird dir helfen, dass du dich wieder regenerieren kannst und wieder voll zu Kräften kommst.« So hatte sie früher reagiert, wenn es meinem Vater schlecht ging. In guten Zeiten hatten sie eine schöne Liebesbeziehung gehabt und kannten gegenseitig ihre Stärken und Schwächen, resümierte mein Vater. Doch jetzt nahm er nur noch Zerrüttung und Verwirrung wahr, verursacht durch diese heimtückische Krankheit. Die ganze liebevolle Ordnung einer langen Beziehung zerbrach in ein heilloses und leidvolles Chaos. Nur der Spruch »Hinlegen und Regenerieren« überdauerte und wurde ironischerweise von meiner Mutter auch in diesen schlechten Zeiten als Heilmittel eingesetzt.

*

Mein Vater liebte es, im nahe gelegenen Wald joggen zu gehen. Es war an einem Sonntagmorgen, als er zurückkam und sich vorstellte, das Frühstück für Margrit und sich mit guten Vorsätzen und guten Gefühlen vorzubereiten. Es könnte ja auch wieder einmal eine positive Stimmung herrschen, sagte er sich. Das kam ja manchmal vor, und diese Augenblicke waren Geschenke, die er dringend benötigte, um zu überleben. Doch als mein Vater ins Wohnzimmer trat, sah er Margrit auf dem Sofa sitzen und eine Illustrierte durchblättern. Er ging davon aus, dass sie mit den Texten nicht mehr viel anfangen konnte. Margrit erwiderte seinen Gruß halbherzig und formte eine Art Schmollmund. Diese Stimmungslage kannte er nur zu gut und ertrug sie äußerst schlecht. Nachdem er geduscht hatte, unternahm er einen erneuten Versuch, zu seiner ersehnten warmherzigen Atmosphäre zu kommen. Er setzte sich neben Margrit, konnte sein trauriges Gesicht nicht verbergen und versuchte, sie sanft zu küssen.

»So, lass das sein! Du weißt genau, was ich gesagt habe!«

Eine Ohrfeige, fremd und kalt wie Eis, dachte mein Vater enttäuscht. Er saß wie versteinert da, während Margrit weiterhin in der Illustrierten blätterte. Hans wollte aber nicht aufgeben, fasste Margrit zärtlich an der Schulter und versuchte es mit sanften Worten: »Liebes, ich habe dich doch gerne. Ich will doch nur mit dir zusammen sein. Wir haben doch so viel Schönes erlebt all die Jahre!«

»Jetzt komm mir nicht zu nahe. Wir sind nicht verheiratet!«

»Nicht verheiratet? Ich bin doch dein Mann!«

»Neiiin!«

»Margrit, wir wohnen seit mehr als 40 Jahren in diesem Haus und haben 1956 geheiratet. Weißt du nicht mehr?«, sagte mein Vater verzweifelt und unter Tränen.

»Ach, komm jetzt«, entgegnete Margrit mit einem verlegenen Lächeln.

»Dann sag mir bitte, wer ich bin!«

»Du bist ein Kollege.«

»Ein Kollege? Ich bin dein Mann! Wer ist denn dein Mann, wenn ich es nicht sein soll?«

»Du bist nicht mein Mann. Mein Mann ist im Wald beim Joggen.«

Mein Vater musste aufstehen und die Wohnung verlassen. Er hielt es nicht mehr aus, stolperte das Treppenhaus hinunter und läutete bei Familie Hodler.

Margrit Hodler, die Schwägerin von Margrit Woodtli, war in den letzten Wochen sozusagen die Garantin für die Stabilität der Hausgemeinschaft geworden. Die beiden Familien hatten seit 1956 in diesem Haus gewohnt.

Meine Großmutter mütterlicherseits hatte das Zweifamilienhaus für ihre Kinder Margrit und Werner bauen lassen. Margrit heiratete Hans Woodtli; Werner Hodler heiratete auch eine Margrit. So entstand damals eine Schicksals- und Hausgemeinschaft, die über 40 Jahre andauerte. Werner und Margrit Hodler wohnten im Parterre, Hans und Margrit Woodtli richteten sich im ersten Stock ein. Bis zu ihrem Tod hatte auch meine Großmutter im selben Haus gewohnt.

Die Familie Hodler hatte drei Kinder, Evelyne, Markus und Therese. Ich war ein Einzelkind, mit allen Vor- und Nachteilen, entwickelte aber eine brüderliche Nähe zu meinem gleichaltrigen Cousin Markus, der im selben Haus aufwuchs.

Die Familien Woodtli und Hodler lebten all die Jahre in einer meist friedlichen Atmosphäre zusammen und versuchten, das Versprechen – so gut es ging – zu halten, welches den Erben Margrit und Werner abgenommen worden war. In diesem gemeinsamen Haus sollten beide Familien friedlich miteinander leben. So wahrten beide den gegenseitigen Respekt und pflegten eine distanzierte Nähe zueinander. Diese über Jahre eingespielte Beziehung begann zu zerbröckeln, als meine Mutter zunehmend orientierungslos wurde. Die irritierenden Ereignisse häuften sich. Einmal kam sie entrüstet zu Hodlers und behauptete, ein Fremder sei in ihrer Wohnung.

Ein anderes Mal war es mein Vater, der seine Frau nicht mehr ertrug und zu Familie Hodler flüchtete. Dort konnte er sich immerhin aussprechen und wurde von jemandem angehört und verstanden. »Das ist manchmal nicht zum Aushalten! Ich werde noch verrückt. Stell dir vor, jetzt kennt sie mich wieder nicht mehr! Ich darf ihr nicht zu nahe kommen. Sie weist mich einfach von sich. Das macht mich fertig!«

Die Wahrnehmung meiner Mutter wurde aufgrund ihrer Alzheimererkrankung tatsächlich massiv verzerrt. Plötzlich sah sie in ihrem Ehemann einen »Kollegen«, der sich jetzt gerade in der Wohnung befand, aber offensichtlich keine bedeutende Rolle in ihrem Leben spielte. Hans, ihr »wirklicher Ehemann«, war gerade im Wald beim Joggen. Dieser Kollege behauptete seinerseits allerdings, er sei Hans, ihr Ehemann, was Margrit ihm natürlich nicht abnahm. Somit begann ein Teufelskreis, der meistens darin gipfelte, dass Hans mit seinen zwei Persönlichkeiten in seiner Einsamkeit fast erstickte und Margrit immer mehr in eine für Hans unerreichbare Welt abtriftete.

Mein Vater läutete nur kurz bei der Wohnungstür der Familie Hodler und platzte entschuldigend hinein. »Es tut mir leid, aber ich brauche eure Hilfe. Jetzt ist es wieder so weit. Sie hat das Gefühl, ich sei ein Fremder!«

Hinter ihm stand meine Mutter, die ihm unbemerkt gefolgt war, und empörte sich: »Was erzählt der jetzt wieder?«

Mein Onkel Werner versuchte, seine Schwester zu besänftigen: »Margrit, hast du das Gefühl, ich würde einen fremden Kerl in unserem Haus dulden? Wenn das hier nicht dein Mann wäre, würde ich ihn sofort zum Teufel schicken! Das garantiere ich dir!« Meine Mutter wog die Worte ihres Bruders ab und wusste nicht mehr, was sie denken sollte: »Jetzt machst du mich unsicher.«

Die Verunsicherung hielt jedoch nicht lange an. Nur so lange, bis meine Eltern wieder in ihrer Wohnung waren.

Dank dem Geschick einer freiwilligen Rot-Kreuz-Helferin, die meine Mutter von früher kannte, und den Überredungskünsten der Familie Hodler und mir ging meine Mutter nun jeweils am Dienstag und Freitag in die Tagesklinik des Psychiatrischen Zentrums in Münsingen. Sie wurde von der Helferin zu Hause abgeholt, liebevoll am Arm genommen und ins Auto geführt. So hatte mein Vater von neun Uhr morgens bis sechs Uhr abends Zeit für sich. Doch konnte er sie wirklich nutzen?

Eigentlich war mein Vater ein guter Gesellschafter. Er liebte das Zusammensein mit Freunden und Gleichgesinnten. Er konnte ausgelassen sein und mochte lange, erbauliche und lustige Gespräche.

Die Sache hatte nur einen Nachteil, den er jetzt erst richtig wahrnahm. Er hatte immer alles gemeinsam mit seiner Frau gemacht und war höchst selten alleine unter Freunden. Wenn also Margrit und Hans immer als Paar aufgetreten waren, wie konnte er dann jetzt plötzlich alleine lebens- und gesellschaftsfähig sein? Solche Fragen und zusätzliche Schuldgefühle gegenüber meiner Mutter beschäftigten meinen Vater.

Jede Woche war mein Vater nun zwei Tage alleine zu Hause, doch es fiel ihm schwer, diese freie Zeit auch wirklich zu nutzen. Er musste sich überwinden, ein Tagesprogramm zusammenzustellen. Antriebslos stand er vor seiner Holzkommode, in der er Rechnungen, Quittungen und Bankunterlagen aufbewahrte. Ein paar Rechnungen mussten bezahlt werden und nach dem Gang zur Post könnte er noch einkaufen, dachte er. Gelangweilt schaute er auf den von ihm geschriebenen und am Kühlschrank befestigten Einkaufszettel. Brot, Milch und Getreideflocken. Mein Vater musste seine ganze Energie aufbringen, um diese alltäglichen Verrichtungen zu erledigen. Zweifellos die ersten Anzeichen einer Depression. Er hatte von seinem Hausarzt Medikamente bekommen – diese Antidepressiva sorgten für eine gewisse Milderung, bewirkten aber keine Wunder. Wenigstens waren die Abende erträglicher geworden. Doch am Schlimmsten war es morgens.

Vaters Depressionen hatten langsam zugenommen. Ob Mutters Krankheit Ursache oder Auslöser war, ist schwer zu sagen. Mir vertraute er einmal an: »Dass es mir so schlecht geht, hat vermutlich nicht nur mit dem Vergessen von Mutti zu tun. Es ist auch meine eigene Krankheit: die Depression. Vielleicht würde es mir auch nicht besser gehen, wenn Mutti gesund wäre.«

Ich glaube, mein Vater hatte recht. Früher hatte ich ihn fast manisch erlebt. Voller Antrieb und nicht zu bremsen. Nun jedoch war er blockiert. Gewissermaßen erlahmt. Es war, wie wenn zwei Krankheiten, die Depression meines Vaters und die Demenz meiner Mutter, sich ein tödliches Rennen lieferten.

An seinen »freien Tagen« verließ mein Vater das Haus jeweils gegen zehn Uhr und marschierte Richtung Dorf. Kurz vor dem Eingang zur Post begegnete er einmal einem ehemaligen Arbeitskollegen, mit dem er ein paar Worte wechselte. Natürlich wurde auch Margrit zum Thema. Anschließend fragte er sich, was ihm solche Gespräche auf der Straße überhaupt brachten. Und er fragte sich manchmal, ob Gespräche überhaupt etwas nützten. Trotzdem ging er seit zwei Monaten jeden Donnerstagabend in eine Selbsthilfegruppe der Alzheimervereinigung in Bern. Ich hatte meinen Vater dazu ermuntert. Aber er suchte ja eigentlich die Nähe zu meiner Mutter. Er wollte so mit seiner Frau zusammen sein wie früher. Die Gespräche in der Selbsthilfegruppe gaben ihm zwar hin und wieder Anregungen bezüglich des alltäglichen Umgangs mit ihr, dennoch hatte mein Vater auch dort den Eindruck, dass es niemanden gab, der seine Probleme wirklich teilte. Er war auch dort alleine.

Sehr angenehm hingegen waren die Gespräche mit seiner Schwägerin Margrit Hodler. Sie konnte am liebevollsten auf ihn eingehen. Sicherlich war auch der Austausch mit mir wichtig, er mochte mich aber nicht ständig belästigen und schämte sich manchmal sogar für seine Unfähigkeit, mit den Problemen fertigzuwerden.

Wenn mein Vater ins Dorf ging, war er oft wie abwesend. Er grüßte Bekannte von Weitem und wich ihnen aus.

Er hatte auch Mühe, sich durchzusetzen. Als die Bedienung im Migros-Restaurant ihn falsch verstand und er statt der bestellten Pastetli mit Rahmsauce panierte Schnitzel mit Kohlrabi bekam, sagt er nichts. Er nahm alles hin.

Nach dem Gang ins Dorf war Hans wieder zu Hause. Was sollte er sonst tun? Den Nachmittag verbrachte er in seiner

Werkstatt im Keller. Dort hatte er sein Leben lang gebastelt, geschreinert, Schränke und Möbelchen gebaut oder Skulpturen geschnitzt. Aber auch darin sah er keinen Sinn mehr.

Hin und wieder gab es auch wieder harmonische Erlebnisse. An einem schönen Sommernachmittag im Juni erntete mein Vater im Garten verschiedene Salate, die in diesem Jahr besonders gut sprossen. Er hatte sich vorgenommen, mit Margrit einen gemütlichen Abend auf dem Balkon zu verbringen und einen knackigen Salat aufzutischen. Im Migros hatte er Thunfisch dazu gekauft. Pünktlich um Viertel nach sechs Uhr brachte die freiwillige Helferin Margrit nach Hause. Es wurde ein schöner, stimmiger Abend mit einer gut gelaunten Margrit. Mein Vater war dankbar. So ging es auf und ab.

*

Im August 2001 fuhr ich mit meinem Vater für einen Tag nach Kandersteg. Gewitterwolken zogen auf, als wir unterwegs waren. Meine Mutter war in der Tagesklinik und wir beide hatten gute Gespräche. Es war tatsächlich so, dass es meinem Vater in letzter Zeit besser gegangen war und meine Mutter ja zwischendurch auch gute Phasen hatte. Sie hatte sich kürzlich sogar, beim Blättern in einem Prospekt, an ihre gemeinsamen Ferien in Italien erinnert. Das tat meinem Vater gut. Und er hatte zumindest nicht das Gefühl, dass sich die letzten 40 Jahre seines Lebens in Nichts auflösten. Solche Lichtblicke gab es in letzter Zeit doch wieder vermehrt. Die wenigen Sommerwochen verliefen durchzogen, doch an den guten Tagen unternahm mein Vater mit meiner Mutter Ausflüge in die Umgebung. Die beiden hatten ein Generalabonnement für die öffentlichen Verkehrsmittel in der ganzen Schweiz und so waren Tagesausflüge die ideale Abwechslung. Wann immer möglich, besuchten mich meine Eltern in Zug.

Im Herbst des Jahres 2001 kündigte sich langsam der Tag an, der eigentlich ein besonderes Fest werden sollte: Mein Vater wurde am 26. Oktober 70 Jahre alt. Im Hinblick auf diesen denkwürdigen Tag bekam er aber zunehmend gemischte Gefühle, die sich immer mehr in eine trübe Stimmung verwandelten. Noch schlimmer: Dieser runde Geburtstag war ihm regelrecht zuwider. Er mochte diesen Tag nicht zelebrieren. Am liebsten hätte er ihn aus dem Gedächtnis gestrichen. Und es wäre ihm recht gewesen, wenn niemand davon gewusst hätte. Aber es war nicht mehr rückgängig zu machen. Viele Verwandte und Freunde wollten ihm zu diesem Anlass Mut für die Zukunft machen. Nein, bitte nicht!, dachte er. Lasst mich in Ruhe!

Es dauerte lange, bis er mir seine Gefühle anvertraute und mich bat, auf ein Fest zu verzichten. Er war sehr erleichtert, dass ich seinen Wunsch respektierte.

Also gab es kein großes Fest, sondern ich lud meine Eltern an diesem siebzigsten Geburtstag meines Vaters zu einem kleinen Abendessen nach Zug ein.

Mein Vater hatte für diesen Tag alle Zugverbindungen aufgeschrieben. Auf der gelben Informationstafel in Luzern suchte er mit Margrit nach Abfahrtszeit und Gleisnummer für die Weiterreise nach Zug. Ein Ritual, das meine Eltern immer schon so durchgespielt hatten und das auch mit der zunehmenden Krankheit meiner Mutter fortgesetzt werden konnte. Mein Vater zeigte mit dem Finger auf die Abfahrtstafel, während meine Mutter eine ähnliche Handbewegung machte und begann: »Also, wir sehen dort die Abfahrtszeit… Es ist… äh…«

»Der Zug fährt um 15.37 Uhr auf Gleis 7«, vervollständigte mein Vater.

Ich wartete am Bahnhof, als der Zug kurz vor 16 Uhr einfuhr. Mein Vater war froh, dass seine Geburtstagsfeier auf ein kleines Abendessen in einem italienischen Restaurant im familiären Kreis begrenzt war. Zu etwas anderem war er gar nicht fähig. Er hatte in letzter Zeit wieder vermehrt das Gefühl, den Boden unter den Füßen zu verlieren. Aber in diesem Rahmen, in familiärer Atmosphäre, fühlte er sich offenbar am sichersten.

Meine Mutter hatte ein Geburtstagsgeschenk für meinen Vater von Münsingen mitgenommen, das sie nun in meiner Wohnung zu verstecken versuchte. Als Vater dies bemerkte, war er zutiefst gerührt. Das Geschenk war eine große Karte mit einer selbst gezeichneten Blume und ein paar Zeilen daneben. Diese Karte überreichte sie ihm unter Tränen zusammen mit einem etwas groß bemessenen Pullover.

*

Nach einem erneuten Besuch im Dezember begleitete ich meine Eltern auf der Rückfahrt bis nach Zürich. Im Hauptbahnhof war ein großer Weihnachtsmarkt im Gange.

Die Eingangshalle des Hauptbahnhofs war überfüllt mit Leuten und Ständen. Das war zu viel für meinen Vater. Weder der blaue Schutzengel von Niki de Saint Phalle, der hoch oben in der Bahnhofshalle hängt, noch ich oder meine Mutter konnten ihn aufmuntern. Er wollte nur noch Ruhe. Während der Vorweihnachtszeit hatte seine Depression wieder zugenommen. Er konnte sich kaum zu etwas aufraffen oder irgendwelche Entscheidungen treffen. Nun wollte er vor allem eins: den Hauptbahnhof sofort verlassen. Das Vorhaben, in Zürich noch gemeinsam das Abendessen einzunehmen, behagte ihm auch nicht. Plötzlich, als wir die Bahnhofstraße entlanggingen, seufzte mein Vater tief.

»Ich möchte zurück nach Hause. Ich kann nicht mehr hier bleiben.« Mein Vater weinte. Meine Mutter verstand es nicht. Und ich erschrak, ihn so verunsichert und verängstigt zu erleben.

*

Die Weihnachtszeit war vorbei. Es ging gegen Silvester und mein Vater mochte sich keine Gedanken machen, wie das nächste Jahr wohl werden würde. Er fühlte sich mehr und mehr abgestumpft. Er hielt sich nicht mehr damit auf, dass Margrit ihn am Tag, nachdem wir uns alle getroffen hatten, fragte: »Wer war dieser nette junge Mann, mit dem wir gestern essen gingen?«

*

Und dann kam der 25. Februar 2002, der Tag, an dem die Katastrophe ihren Lauf nahm. Ich konnte aus Spuren, den Schilderungen meiner Tante und den wirren Angaben meiner Mutter ungefähr rekonstruieren, was passiert war – doch vieles bleibt im Dunkeln, weil die einzige Zeugin des Geschehens, meine Mutter, nicht mehr wusste, was passiert war. So stelle ich mir diesen Tag vor:

Mein Vater erwachte an jenem Montagmorgen, begleitet von der üblichen grauen Normalität, die ihm bereits seit Monaten ein angstvoller Begleiter war. Es war wieder einmal jener Punkt erreicht, an dem er zwischen zwei Übeln wählen sollte: Aufstehen und von ständiger Unruhe und Angst geplagt zu werden, oder noch etwas länger liegen zu bleiben ohne Antrieb und Ziel. Er grübelte hin und her und stand schließlich auf. Entscheidungen kosteten ihn immer wieder unglaublich viel Kraft. Und dies bereits am frühen Morgen. Viele Jahre lang war es geradezu umgekehrt gewesen. Mein Vater war ein Frühaufsteher, der die Morgenstunden geliebt hatte.

Doch mittlerweile sehnte er sich längst nicht mehr nach Gefühlen oder gar Freuden. Er sehnte sich nur noch danach, sein Leiden einigermaßen ertragen zu können. Weniger leiden – das wäre weiß Gott schon viel!, dachte er.

Hatte er nicht schon genug gelitten? Margrit lag neben ihm. Immer noch im Tiefschlaf. Sie würde heute Morgen vielleicht länger schlafen. Das bedeutete für ihn noch mehr

Einsamkeit. Aber was soll's. Differenzierungen wurden immer schwieriger und Details spielten kaum noch eine Rolle. Wozu das Ganze? Mein Vater entschied sich einmal mehr, den trostlosen Alltagstrott anzutreten.

Er mochte heute keine Fragen beantworten müssen – weder sich selbst noch jemand anderem. Und auch keine Gespräche führen. Und überhaupt: nichts Lebendiges. Totenstille im Haus. Mein Vater gab sich Mühe, keine Geräusche zu machen.

Früher ging er morgens gerne joggen im nahe gelegenen Wald. Er kannte die einzelnen Bäume und liebte sie. Die Erinnerung an diese Zeit verblasste immer mehr, umgeben von einem schweren, nebulösen Grau. Mein Vater war im Dunkeln gefangen, in einem Meer aus erdrückender Alltagslast. Er konnte das Licht und die Bewegung schlecht ertragen. Sie erinnerten ihn an das Leben. Das frühere Leben in ihm. Und niemand – so glaubte er – war in der Lage sich vorzustellen, wie sehr das schmerzte. Die Leere, das Nichts.

Das ständige Alleinsein konnte er fast nicht mehr aushalten. Es verfolgte ihn permanent und veranlasste ihn zu unruhigem Herumirren in der Wohnung. War er mit meiner Mutter zusammen, so war er mitten in der Zweisamkeit einsam. Welch ein Gegensatz zu früher! Sie waren glücklich gewesen. Sie hatten sich so gut ergänzt und so vieles gemeinsam erlebt. Mein Gott, sie hatten sich doch geliebt! Seine Zuneigung zu Margrit war immer noch da. Er wollte sie immer noch lieben. Seine Liebe schien jedoch abzuprallen an einer Wand der Verwirrung. Eine schreckliche Krankheit. Warum war es ihr Schicksal, ausgerechnet das aushalten zu müssen? Gedanken, die ihn unaufhörlich quälten.

Seine Kraft schwand und seine Energie erlahmte. Vor drei Tagen noch hatte er Margrit wieder sehr zärtlich erlebt. Beinahe wie in alten Zeiten. Ein momentanes Aufflackern, das jedoch nur von kurzer Dauer war. Dann wieder der schwere Trott.

An einem Sonntagabend machte Margrit ihrem Hans Vorwürfe, weinte und beschuldigte ihn, sie grob weggestoßen zu haben. Mein Vater wusste genau, dass diese Vorwürfe nicht stimmten. Er wusste, dass das Verhalten seiner Frau mit der Krankheit zu tun hatte. Nur: Dieses Wissen nützte ihm nichts.

Mit zunehmender Verzweiflung wurde der Kontakt zu mir immer wichtiger und mein Vater freute sich auf den kommenden Mittwoch, den Tag, an dem ich ihn besuchen würde. Doch dazu sollte es nicht mehr kommen.

Morgens vor dem Spiegel erkannte er die Bitterkeit in seinem Gesicht. Er litt unter seinem Aussehen und fühlte sich unglaublich gealtert. Sein Körper würde nicht mehr lange fit bleiben. Die Psyche würde Spuren hinterlassen. Das hatte er als ehemaliger Psychiatriepfleger lange genug selber gesehen. Mein Vater blickte sich prüfend im Spiegel an. Seine Falten, seine Augen, erfüllt von Angst und Enttäuschung. Das Alleinsein im Schmerz. Von niemandem richtig verstanden zu werden. Er musste sich überwinden, sich das Gesicht zu waschen. Sein Waschlappen hing am falschen Ort. Margrit hatte für Ordnung gesorgt. Ihre eigene Ordnung. Die schreckliche Krankheit führte dazu, dass ihre gemeinsamen Gewohnheiten durcheinandergeraten waren. Vom Waschlappen über die Geldablage bis hin zum Zeitgefühl. Sie versorgte die Messer im Kleiderschrank und die Hüte in der Küchenkombination. Alles geriet durcheinander. Wollte er ihr helfen, indem er sie korrigierte, und sei es noch so liebevoll gemeint, bekam er nur Vorwürfe und wurde erneut mit Liebesentzug bestraft. »Es geht so nicht mehr«, sagte er seinem Spiegelbild, das ihn voll Bitterkeit ansah. In Kürze würde sich das übliche Morgenritual abspielen. Er würde wieder eine halbe Ewigkeit auf Margrit warten. Glücklicherweise schlief sie ruhig und lange. Aber was machte er alleine? In all den unzähligen Minuten der Einsamkeit, suchend nach Wärme und Zärtlichkeit?

Plötzlich überfiel ihn zusammen mit der Angst ein neues

Gefühl: Kraft! Er fühlte zunehmend, dass er einer Sehnsucht nachgeben könnte, indem er einfach aus diesem Leben verschwand. »Gehen«, »loslassen« tönte es in ihm.

Diese Kraft, alles zu Ende zu bringen, war ihm unheimlich – und doch hatte sie einen Hauch von Befreiung, von lange ersehnter Erleichterung. Er konnte tatsächlich gehen. Niemand dürfte ihn zurückhalten. Niemand konnte dies. Auch nicht sein Sohn. War jetzt wirklich der Moment gekommen? Er schaute erneut in den Spiegel. Ein enttäuschter Blick kam ihm entgegen. Die Bitterkeit ergänzt mit etwas Scham über die neue Kraft und die damit verbundenen Gedanken.

Mein Vater hatte mit mir bereits zu einem früheren Zeitpunkt über diese »blöden Gedanken« gesprochen und dem damit verbundenen Wunsch, seinem Leben ein Ende zu setzen. Damals hatte er mir das Stromkabel gezeigt, mit dem er sich umbringen wollte. Er hatte alles durchgespielt und sich den Ablauf mehrmals deutlich vorgestellt. Er wusste genau, wie er sich das Leben nehmen würde, wenn es so weit wäre. Er war einige Male kurz davor, jedoch fehlte ihm offensichtlich immer der letzte Anstoß. Oder war es die Liebe zu meiner Mutter und zu mir?

Er schritt in der Wohnung umher – ziellos – planlos – ohne Absicht. Er blickte aus dem Fenster in seinen Garten, den er jahrelang liebevoll gepflegt hatte. Nun war er ihm regelrecht zuwider. Alles war ihm zuwider, was irgendwie mit Leben verbunden war.

Mein Vater ließ sich in den Fernsehstuhl fallen, wenn auch nur, um das Gefühl herbeizuschwindeln, dass es Abend sein könnte. Abende waren gewöhnlich etwas erträglicher. Vielleicht, weil die Medikamente dann wirkten. Doch jetzt ließ die innere Unruhe nicht nach. Was sollte er tun?

Indem er begann, das Frühstück vorzubereiten, versuchte er, etwas Ruhe in seine aufgewühlten Gedanken zu bringen. Aber irgendwie funktionierte auch das nicht mehr. Denn es bedeutete so etwas wie ein Neuanfang. Der Beginn eines Tages. Der Beginn von erneuter Einsamkeit und durchlittenen Stunden.

Früher hatte er mit Margrit das Frühstück immer als etwas ganz Besonderes zelebriert. Es war die wichtigste Mahlzeit des Tages. Jetzt war ihm nicht danach zumute. Irgendwie war er plötzlich blockiert. Resigniert ließ er von den Gedecken ab und begab sich wieder ins Badezimmer vor den Spiegel.

Plötzlich kam wieder diese seltsame neue Kraft. Und plötzlich wurde es für ihn immer klarer. Heute Morgen würde er es tun. Er würde sein Leben beenden. Diese Klarheit stimmte ihn irgendwie leichter und es war beinahe so, als ob er von einer inneren Last befreit würde.

*

Es war Zeit zu gehen. Jetzt war der richtige Zeitpunkt gekommen. Er hatte es vermutet, dass diese Kraft einmal da sein würde. Mein Vater hatte sie in den letzten Monaten des Leidens oft geradezu herbeigesehnt. Immer dann, wenn er nicht mehr weiterwusste, die Gefühle nicht mehr aushalten konnte, diese aber doch nicht stark genug waren, den letzten, alles entscheidenden Schritt zu tun. In Momenten der Hoffnung hatte er wohl auch noch daran geglaubt, dass er wieder darüber hinwegkommen würde. Weg von seiner schrecklichen Depression. Vielleicht würde er dann wieder einmal ganz herzhaft lachen können, so wie früher.

In der Woche zuvor war er noch auf dem Berner Hausberg, dem Gurten, gewesen. Ich hatte ihm angeboten, währenddessen meine Mutter zu Hause in Münsingen zu betreuen, sodass mein Vater alleine diesen Sonntagsspaziergang unternehmen konnte. Doch Vater konnte sich kaum damit abfinden, dass er nun diese kleine Wanderung alleine machen sollte. Auf dem Gurten waren wir früher als Familie gewesen. Und es gab für meinen Vater noch eine andere, ganz besondere Beziehung zu diesem Ort: Er war am Fuß des Gurten geboren und aufgewachsen und hatte dort auch seine Jugend verbracht.

Heute jedoch verdrängte er all die schönen Erinnerungen an den Gurten, denn er wollte seine Entscheidung, sein Leben zu beenden, nicht gefährden.

Er ließ sein gegenwärtiges Leben noch einmal Revue passieren. Die regelmäßigen Telefongespräche mit mir waren für Vater sehr wichtig. Doch immer seltener gelang es mir, ihn aus seinem Gefängnis der Einsamkeit zu befreien. Er war dann zwar mit all seinen Ängsten und Gedanken nicht mehr so alleine, aber der Schmerz war umso größer, wenn wir uns wieder voneinander verabschieden mussten. Die Dunkelheit, das unausweichliche große Schwarz, holte ihn immer wieder zurück.

Die Tage, als Margrit ihn noch als ihren Ehemann erkannte, wurden seltener. Er war meistens nur noch der »Kollege«. Zudem war Margrit überzeugt, dass sie in ihrer Wohnung nur vorübergehend in den Ferien weilten. Dabei gehörte das Haus seit 1956 meinen Eltern und der Familie Hodler. Aber das sah Margrit anders. Zumindest phasenweise. Ihre Logik war für Hans seit Längerem nicht mehr durchschaubar. Oft plagten ihn Angstgefühle über die nahe Zukunft.

Und dann trauerte er wieder der Vergangenheit nach: Margrit und Hans hatten sich ergänzt. Margrit und Hans! Was wäre er gewesen ohne Margrit? Was wäre sie geworden ohne ihn?

Vor einer Woche, frühmorgens beim Aufwachen, hatte Margrit ihm ein Geschenk gemacht. Sie hatte ihm gesagt, er sei der »Hänsel«. Das gab ihm wieder Lebensmut. Gestern war er dann wieder der »Kollege«. Distanziert, irgendwie trotzdem liebevoll, aber zu wenig! Es war ihm alles fremd. Es quälte ihn. Er hielt den Schmerz nicht mehr aus. Was sollte noch auf ihn zukommen? Ein weiterer Morgen. Aufstehen, sich nach dem Abend sehnen. Was sollte das Leben ihm noch schenken und was konnte er im Gegenzug dem Leben noch geben? Er war eine Belastung geworden. Für sich selber, für seinen Sohn, der ihm so viel bedeutete – und auch für seine geliebte Frau.

Mein Vater hatte sich das Gesicht gewaschen. Er versuchte, sich so auch ein wenig den Schmerz abzuwaschen, wusste allerdings genau, dass es ihm nie gelingen würde. Der Waschlappen fiel zu Boden. Sollte er ihn aufheben? Sollte er ihn einfach liegen lassen? Zuerst etwas anderes erledigen und ihn später aufheben? Eine der so vielen Entscheidungen, die er fällen musste. Er konnte längst nicht mehr zwischen scheinbar wichtigen und banalen Entscheidungen differenzieren. Alle Entscheidungen waren von einer undurchdringlichen nebulösen Schwärze umgeben.

Mein Vater begab sich nochmals ins Schlafzimmer zu seiner Margrit. Er stand lange ruhig da und betrachtete seine schlafende Frau, mit der er seit so vielen Jahren zusammen war. Das war also der Abschied, dachte er. Dann bewegte es ihn plötzlich und er begann, nervös zu werden. Es war Zeit zu gehen.

*

Mein Vater ging in den zweiten Stock. Das schwarze Stromkabel hatte er an die unverputzten Heizungsrohre montiert, sodass sich in der Mitte, direkt vor der Tür zum sogenannten Bastelzimmer, eine Schlinge bildete. Zuvor hatte er noch einen kurzen Abschiedsbrief geschrieben und auf den Küchentisch gelegt. Er weinte nicht einmal dabei. Er hatte genug geweint. Mit seiner Entscheidung war alles weniger schmerzhaft geworden. Irgendwie leichter.

Er wollte sich fallen lassen. Weg von hier. Nur weg von hier! Irgendwohin, wo er wieder atmen konnte. In dieser Welt war er am Ersticken. Hans brauchte Luft zum Atmen. Alles engte ihn ein. Mit der Sehnsucht, endlich wieder frei zu

29

sein, stieg er auf den Polstersessel, den er unter die Schlinge gestellt hatte.

Hat er noch ein Gebet gesprochen? Hat er gezögert, diesen Weg zu Ende zu gehen? Was ging ihm durch den Kopf? Ich kann es nicht erahnen. Dies alles gehört ihm. Ihm ganz allein.

Mit seinen Händen ergriff er die Schlinge des Stromkabels und legte seinen Kopf hinein. Dann ließ er sich fallen.

Mein Vater liebte den Morgen. Er war am Morgen gegangen.

*

Die ersten Sonnenstrahlen drängten sich durch die immer noch geschlossenen Fensterläden im ersten Stock. Margrit lag noch im Halbschlaf. In diesem nebulösen Zustand nahm sie bei der Schlafzimmertür zwei Füße wahr. Einmal ruhig stehend, dann sich hin und her bewegend. Margrit fühlte sich wohlig warm im Bett und schlief wieder ein. Sie erwachte etwa um neun Uhr und begab sich auf die Toilette. Anschließend ging sie zurück zum Bett und blieb dort eine Weile sitzen. Sie sah das Bild der beiden Füße vor ihrem inneren Auge. Sie erahnte Hans. Sie erahnte den Kollegen. Er war da. Sie wusste es genau. Margrit ging zum Fenster und öffnete die Läden. Sie bemerkte mehrere Kleidungsstücke und zog sich an. Dann setzte sie sich wieder auf das Bett und blickte vor sich hin. Gähnte und rieb sich die Augen. Irgendetwas war anders heute. Wo war denn Hans? Bevor sie in die Küche ging, erledigte sie im Bad eine späte Morgentoilette.

Margrit blickte sich in der Küche um und fand alles so unordentlich. Tassen und Teller waren nicht am richtigen Ort. Sie räumte auf. Essen! Sie musste essen, ging ihr plötzlich durch den Kopf. Brot, Butter und Konfitüre waren vorhanden. Ein Glas kalte Milch dazu. Sie ließ es sich schmecken. Wo war eigentlich Hans?, fragte sich Margrit plötzlich wieder. Sie schaute um sich, beschäftigte sich aber nochmals mit Aufräumen. Dann folgte sie einem Impuls, trat ins Treppenhaus und stieg die Treppe hoch. Sie öffnete die Tür zur oberen Wohnung. Sofort sah sie den merkwürdigen Anblick. Ein Mann hing an einem Kabel. Margrit erblickte das Gesicht dieses Mannes. Kein Zweifel. Sofort erkannte sie ihn. Er war es. Sie kannte ihn gut. Sie war besorgt und wollte helfen, so gut es ging. Er musste da runter. Sofort! Margrit ergriff eine Schere, die sie im Bastelzimmer fand, stieg auf den Holzstuhl mit rotem Polster und schnitt mit voller Kraft das schwarze Stromkabel durch. Mein Gott, er fiel! Margrit ließ die Schere fallen und umfasste Hans. Sie konnte das Gewicht jedoch unmöglich halten, fiel zusammen mit Hans auf den Boden und verlor das Bewusstsein. Etwa eine Stunde später kam sie wieder zu sich und nahm wahr, dass sie neben Hans lag. Ein Schock durchfuhr sie. Hans wirkte leblos. Margrit verstand nicht wirklich, was vorgefallen war und begann zu weinen. Sie blieb liegen und verlor abermals das Bewusstsein.

Gegen Abend kam Margrit wieder zu sich. Sie sah den Kollegen neben sich. Es ging ihm offenbar nicht gut. Sie musste Hilfe holen. Also erhob sie sich, verließ die Wohnung und ging zu Werner und Margrit.

∗

Margrit und Werner Hodler war die verdächtige Stille im Haus bereits aufgefallen. Man wohnte schließlich schon lange zusammen und war an die Geräusche der Mitbewohner gewöhnt. Und Hodlers wunderten sich ein wenig, weil sie an diesem Morgen unter anderem das Geräusch der Kaffeemaschine im oberen Stock nicht gehört hatten. Obwohl Margrit und Hans zu Hause waren. Wären diese ausgegangen, so wäre das klirrende Geräusch der gläsernen Haustür deutlich zu hören gewesen. Später vernahmen sie ein dump-

31

fes Poltern, fast wie das Krachen eines Möbelstücks auf den Boden. Dieses Geräusch entstand vermutlich, als die Leiche meines Vaters auf den Boden fiel.

Es war meine Mutter, die schließlich das Geheimnis lüftete. Sie erschien plötzlich in Hodlers Wohnung und sagte: »Etwas ist nicht in Ordnung mit ihm, dem Kollegen.«

*

Margrit Hodler musste den Leichnam identifizieren. Ihre Schwägerin, Margrit Woodtli, stand daneben. Sie betrachtete ihren toten Ehemann mit einem neutralen, etwas traurigen Gesichtsausdruck. Etwa so, wie wenn er von einer langen Wanderung erschöpft zusammengebrochen wäre. Sie bemitleidete nicht ihren Mann, sondern einen neutralen Kollegen, der hie und da zu Besuch kam, und streichelte sein blau angelaufenes Gesicht, als würde so bald wieder alles besser werden.

Für Margrit Hodler war es der pure Schock. Eine Welt brach für sie zusammen.

Zuerst kam der Hausarzt, der den Tod meines Vaters feststellte und bestätigte. Nach einem kurzen, klärenden Gespräch zwischen dem Hausarzt und dem gerichtsmedizinischen Dienst wurde sehr schnell offensichtlich, dass es sich beim Tod von Hans Woodtli um Selbstmord handelte, obschon seitens der Gerichtsmedizin zu Beginn die Frage im Raum stand, ob eventuell eine »Fremdeinwirkung« in Betracht gezogen werden müsste. Diese Frage wurde noch an Ort und Stelle hinfällig.

*

Ich war an diesem Tag unterwegs in Luzern. Es war mein letzter Arbeitstag bei der Caritas Schweiz gewesen und entsprechend spät machte ich mich auf den Weg nach Hause.

Während ich im Bahnhofsbistro noch ein Bier trank, fiel mir ein, dass ich den Anrufbeantworter den ganzen Tag noch nicht abgehört hatte.

»Martin, Martin … Martin …!«

Als ich per Handy die eingegangenen Anrufe abhörte, vernahm ich mehrfach die Stimme meiner Tante. Sie klang deutlich, aber trotzdem verhalten.

»Es ist etwas … nicht so Gutes passiert!«

Der letzte Satz erfolgte wahrscheinlich erst nach dem zweiten Anruf. Das Ganze wiederholte sich dann immer wieder. Insgesamt waren es etwa fünf Anrufe. Die fordernde und dann immer verzweifeltere Stimme meiner Tante und zwischendurch Schweigen.

»Martin, endlich rufst du zurück!«, sagte sie erleichtert, als ich kurz vor Mitternacht bei ihr anrief.

»Was ist passiert?«, wollte ich mit mulmigem Gefühl im Bauch wissen.

»Martin, du musst jetzt stark sein!« Eine kurze Pause folgte. »Hans ist tot. Er hat sich erhängt.«

Zuerst passierte nichts, dann überkam mich eine Leere, später der Schreck, und dann wieder Leere. Langsam schien ich zu begreifen, was passiert war. Mein Vater hatte sich das Leben genommen. Er hatte seine Drohungen und Ankündigungen wahrgemacht. Er konnte es tatsächlich tun. Ich hatte es ihm letztlich nicht zugetraut. Oder doch? Viele Fragen stürmten unkontrolliert auf mich ein, bis mich mein eigenes, laut ausgesprochenes »Nein!« wieder in die Realität zurückholte. »Das ist ja furchtbar!«

»Ja«, bestätigte mir meine Tante verständnisvoll, aber bestimmt. Für mich war es immer noch nicht ganz zu begreifen. Es schien, als bliebe alles stehen. Erst nach einer Weile – ich hielt das Telefon verkrampft in meiner Hand – begann ich zu weinen. Ich hatte meinen Vater verloren. Mein Vater hatte sich das Leben genommen. Es war ihm alles zu viel geworden. Hätte ich das nicht verhindern können?

Plötzlich war ich wieder in der Gegenwart. Und meine Mutter?

»Was ist mit Mutter?«, fragte ich meine Tante.

»Margrit schläft. Der Doktor hat gesagt, dass sie kein Schlafmittel braucht. Ich bin mir gar nicht sicher, wie weit sie das Geschehen realisiert hat.«

Meine Tante erzählte mir ausführlich, was an diesem schrecklichen Montag alles geschehen war. Mit diesem und vielen weiteren Gesprächen konnte ich mir nach und nach zusammenreimen, wie es zu dieser Katastrophe kommen konnte.

Völlig aufgelöst, schämte ich mich meiner Tränen nicht. Ich war immer noch im Bahnhof Luzern, ließ mein Bier stehen und bezahlte die Rechnung. Meine Umgebung nahm ich kaum wahr. Wie in Trance fuhr ich weinend im Zug nach Hause.

In der kommenden Nacht schlief ich irgendwann vor Erschöpfung ein, nachdem ich noch lange mit Freunden telefoniert hatte. Ich musste einfach über das sprechen, was geschehen war. Auch wenn es mitten in der Nacht war. Mir ging das ganze Leben meines Vaters durch den Kopf und ich fühlte mich den Eltern näher denn je.

Ich erinnerte mich plötzlich wieder an den vergangenen Sonntag, als ich meine Eltern in Münsingen besucht hatte. Nachdem ich die Wohnung betreten hatte, sah ich meine Mutter im Bad vor dem Spiegel stehen und ihr Gesicht pflegen. In Tat und Wahrheit trug sie wieder einmal Unmengen verschiedener Cremes, Kosmetika und Zahnpasta auf und verstrich diese Mischung in geduldiger Manier, was für sie ein völlig normaler Ablauf war. Für meinen Vater, der im Wohnzimmersessel wartete, war es eine unerträgliche Prozedur. Am Rande des Wahnsinns. Es schien ihn aufzuregen und ihm auch Angst zu machen.

Ich spürte diese missmutige Stimmung ganz stark. Meine Mutter jedoch begrüßte mich herzlich wie immer und lächelte auch so wie immer. Aus ihrer Sicht war es mein Vater, dem es wieder mal nicht so gut ging und der entsprechend launisch war. Aber er sollte sich doch einfach ein bisschen hinlegen und entspannen. Das würde dann schon besser. Diesen Ratschlag meiner Mutter kannte ich sehr gut. Er war wie einen Fels in der Brandung, auch wenn sonst alles anders war.

Und nun war mein Vater tot. Und er hatte seine Frau, meine Mutter, zurückgelassen.

Jetzt war ich dran. Ihr Sohn.

Zweiter Teil

Der Suizid meines Vaters stellte mich vor eine völlig neue Situation. Ich hatte vorgehabt, zwischen zwei Anstellungen eine größere Reise nach Thailand zu unternehmen, wo ich vier Jahre gelebt und für die Organisation »Ärzte ohne Grenzen« in einem AIDS-Projekt gearbeitet hatte. Stattdessen reiste ich am 26. Februar 2002 überstürzt in mein Elternhaus, um diese Krisensituation irgendwie zu bewältigen und nach Lösungen für alle Beteiligten zu suchen.

Im Hauptbahnhof Zürich konnte ich der Versuchung nicht widerstehen, ein Päckchen Zigaretten der Marke Parisienne mild zu kaufen, von denen ich einige anschließend im Speisewagen rauchte. Ich war verzweifelt und traurig und weinte um den Tod meines Vaters.

Mit meinem gelegentlichen Rauchen hatte ich eigentlich abgeschlossen, so meinte ich. Aber mit diesem Schock konnte ich damals einfach nicht anders umgehen. Ich zog den Rauch in meine Lungen und das angenehme Gefühl eines leichten Rausches setzte ein. Später würde ich eine Flasche Wein trinken. Im Zug nach Bern verging die Zeit schnell. Je näher ich Münsingen kam, desto mehr war ich wieder in der Lage, mich von meinem Schmerz zu distanzieren und zu überlegen, wie es denn nun weitergehen könnte.

Am Bahnhof holte mich mein Onkel Werner ab. Ohne groß Gefühle zu zeigen, verhielt er sich eher verschlossen. Doch im Auto atmete er schwer – der Suizid meines Vaters und die schlaflose Nacht waren auch an ihm nicht spurlos vorübergegangen.

»Was ist mit Mutter?«, fragte ich ihn.

»Sie schläft noch. Martin, wir hatten den Eindruck, Margrit habe von all dem gar nichts mitbekommen. Sie schlief sofort tief und fest wie immer.«

Wir näherten uns meinem Elternhaus, das stark durch meinen Vater geprägt worden war. Er hatte oft am Haus herumgebastelt und war sehr stolz auf seinen schönen Garten gewesen.

Zu Hause begrüßte ich meine Tante. Dann stieg ich in den ersten Stock hinauf. Die Wohnungstür war abgeschlossen. Ich klingelte mehrmals. Nichts passierte. Kein Laut war zu hören. Ich klopfte heftig und klingelte erneut. Irgendwann vernahm ich ein Geräusch, das näher kam, und meine Mutter schloss mir die Tür auf. Ich nahm sie in die Arme und weinte. Meine Mutter weinte auch – nur brachten ihre Tränen eher die Freude über unser Wiedersehen zum Ausdruck.

»Mutti, es ist etwas Schlimmes passiert!«

»Das ist schon gut. Das geht vorbei.« Meine Mutter tröstete mich wie vor Jahren, als sie den kleinen Buben wegen eines Kratzers getröstet hatte. »Das ist aber schön, dass du da bist!«, strahlte sie mich an und fuhr dann fort: »Er hatte es ja immer schwer. Er war schwer. Ja, es war schwierig mit ihm. Er war ja oft hier. Ich habe auch versucht, ihm zu helfen. Zwischendurch. Er hatte es nicht leicht. Aber ich glaube… er ist mir runtergefallen.«

Ihre Äußerungen hörten sich wirr und erschreckend unbeteiligt an. Wie wenn meine Mutter über eine unbekannte dritte Person sprechen würde.

»Mutti, weißt du denn nicht, was geschehen ist? Vati ist gestorben!«

»Nein, sicher nicht«, entgegnete meine Mutter mit einer lächelnden Selbstsicherheit und setzte zu einem Erklärungsversuch an: »Weißt du, dieser Kollege, ja, ich muss es dir sagen. Da ist etwas geschehen. Dem ging es gar nicht gut. Auf einmal… der war ganz erschöpft…«

»Du meinst Vati! Vati ist gestern gestorben! Begreifst
du?«

»Nein, das war der Kollege, der da immer zu Besuch war.
Kennst du den überhaupt?«

Ich sah ein, dass es keinen Sinn hatte, zu widersprechen.

Meine Mutter hatte überhaupt nicht realisiert, was eigentlich geschehen war. Obwohl ich um ihre verzerrte Wahrnehmung Bescheid wusste, war ich schockiert, dass sie offensichtlich nicht um den Tod meines Vaters trauerte. Vielleicht
konnte ich mir später ein umfassenderes Bild davon verschaffen, was gestern eigentlich passiert war und was sich genau
abgespielt hatte. Es gab immer noch einige Stunden im Ablauf dieses Dramas, die völlig im Dunkeln lagen. Ich fühlte
mich sehr alleine in dieser ganzen Tragödie. Momente des gemeinsamen Trauerns hätten mir gutgetan.

Ich half meiner Mutter bei der Auswahl der Kleidungsstücke. Dabei versuchte sie mir etwas zu erklären. Ich hielt inne
und hörte ihr zu.

»Ich habe seine Füße gesehen. Er war am frühen Morgen
da. Er stand da. Ich war zu müde, um etwas zu sagen. Ich
habe nur gesehen, dass er da stand. Er hat mich offenbar an-
geschaut. Längere Zeit muss es gewesen sein. Da hat er wohl
etwas gesagt.«

Jetzt sprach meine Mutter plötzlich sehr deutlich und klar.
Aber emotional wieder erstaunlich distanziert. Als ob das
alles gar nichts mit ihr zu tun hätte.

»Ich … habe versucht, ihn zu halten, dann … plötzlich ist
er mir runtergefallen. Und weißt du, ich habe seine Füße gesehen. Ich habe gespürt, dass er im Schlafzimmer war.«

Sie erinnerte sich noch an Bruchstücke des Geschehens.
Aber ich musste ihr Zeit lassen. Meine Tante Margrit war
nun ebenfalls in der Wohnung und sprach liebevoll, aber bestimmt auf meine Mutter und mich ein. »Geht es, Margrit?
Konntest du schlafen? Martin, ich habe es dir am Telefon
schon gesagt, wir sollten nun die Beerdigung organisieren.

Du solltest möglichst rasch Frau Kobel vom Bestattungsamt anrufen.«

Eine knappe Stunde später – ich war ja gerade erst angekommen – waren Frau Kobel und ihre Sekretärin schon bei uns. Mir ging das alles viel zu schnell und ich hatte nicht einmal Zeit, mich ein wenig in der Wohnung umzusehen, da meldete sich schon die nächste Amtsstelle.

»Guten Tag, Herr Woodtli, ich möchte Ihnen zuerst ganz herzlich kondolieren. Ich rufe von Amts wegen an.« Es war der sogenannte »Siegelungsbeamte«, mit dem ich für den Nachmittag einen Termin vereinbarte.

Ich saß auf dem Sofa meiner Eltern. Mir gegenüber hatten die beiden Beamtinnen des Bestattungsamtes Platz genommen. Sie überreichten mir einen Katalog mit einer Auswahl verschiedener Sargmodelle.

Die Leiche meines Vaters befand sich im Gerichtsmedizinischen Institut in Bern. Dort war sie hingebracht und untersucht worden, wie das bei außergewöhnlichen Todesfällen wie Selbstmord üblich ist. Nun war sie bereit, eingesargt und zur Aufbahrungshalle nach Münsingen gebracht zu werden. Dafür musste ich den entsprechenden Sarg aussuchen. War es denn von Bedeutung, ob es ein leichter, cognacfarbener Sarg mit dezenter Rosenprägung oder ein Kiefernsarg in Eichenimitation war?

»Herr Woodtli, es tut uns leid. Wir wissen, dass das alles sehr überstürzt kommt für Sie. Aber wir müssen nun trotzdem die Beerdigung gut organisieren.«

»Das verstehe ich ja. Trotzdem fällt es mir schwer, jetzt ein Sargmodell auszusuchen. Was meinst du dazu, Mutter?«

Meine Mutter faltete am Esstisch gerade ein Kleidungsstück. Eine Tätigkeit, mit der sie sich schon mehrere zehn Minuten beschäftigte.

»Er wollte ja immer etwas Einfaches«, sagte sie teilnahmslos und völlig sachlich.

Damit war klar, dass diese Sache allein meine Entscheidung

war und ich wählte nach dem Zufallsprinzip eines von vielen Modellen aus. Wichtiger war mir die Todesanzeige, die natürlich auch möglichst sofort geschrieben werden musste. Ich wollte nicht verschweigen, dass es sich um einen Suizid handelte. Und so lauteten denn die ersten Zeilen der Todesanzeige:

Du hast den Schmerz nicht mehr ertragen, bist plötzlich weggegangen. Wir bleiben fassungslos zurück, möchten dir noch einmal nahe sein. Wir versuchen, dich gehen zu lassen. Dorthin, wo du Frieden findest.

Irgendwann am Nachmittag fand ich Zeit, mich im Büro meines Vaters ein wenig umzusehen. Ich musste mir nun ziemlich schnell einen Überblick über die finanziellen und administrativen Angelegenheiten verschaffen. Auf die Unterstützung meiner Mutter konnte ich nicht zählen, doch meine Tante konnte mir sicher bei Fragen helfen, die die Liegenschaft betrafen. Aber kurz darauf kam der Siegelungsbeamte und ich musste ausführlich über die Vermögensverhältnisse meiner Eltern Auskunft geben. Ich tat es widerwillig und gab einige Fragen an meine Mutter weiter, da mir vieles auch nicht bekannt war und ich zuerst in Ordnern und Akten nachschauen musste. Meine Mutter war in letzter Zeit selten um Antworten verlegen, wenn man sie etwas fragte. Sie antwortete immer – egal, um was es sich handelte. Nur waren die überzeugend vorgetragenen Auskünfte leider meistens falsch. Was mich insgeheim amüsierte. Und zu dieser Stimmung einer absurden Komik beitrug, die die Alzheimerkranken oft umgibt.

»Ich möchte Ihnen mein herzliches Beileid aussprechen«, sagte der Siegelungsbeamte zu meiner Mutter und gab ihr die Hand zur Begrüßung. Meine Mutter erwiderte den Gruß mit einem Strahlen auf ihrem Gesicht und bot ihm einen Platz auf dem Sofa an.

»Das ist aber nett, dass Sie uns besuchen.«

Ich sah dem Herrn an, dass ihm die Situation etwas peinlich war.

»Ich will Sie nicht länger aufhalten als nötig.«

Ich staunte über das Verhalten meiner Mutter, die offensichtlich einen guten Eindruck hinterlassen wollte.

»Wie Sie ja wissen, geht es darum, die Vermögensverhältnisse des Verstorbenen zu klären und festzuhalten, um …«

»Natürlich, das sind wir auch«, sagte meine Mutter und strahlte dabei. »Es sind solide Sessen. Sessen!«, ergänzte sie eifrig und klopfte vielsagend auf das Sofa. »Wir hatten damals große Freude! Auch an dieser Bücherwand! Hans, du weißt es doch noch gut, nicht wahr?«

Obschon der Siegelungsbeamte sich um Ernsthaftigkeit bemühte, ließ ich meine Mutter diese unfreiwillig komische Konversation bestreiten. Ich fühlte mich furchtbar müde.

»Könnten wir denn nun eine Bestandsaufnahme des undeklarierten Vermögens Ihres Vaters machen? Hat der Verstorbene noch Bargeld in der Wohnung hinterlassen?«

»Das ist doch selbstverständlich«, antwortete meine Mutter, stand auf und begab sich in die Küche. Wenig später kam sie mit zwei Joghurtbechern zurück und legte beide zur Begutachtung für den Siegelungsbeamten ordentlich auf den Tisch – was durchaus für Auflockerung sorgte.

»Ich habe mir diesbezüglich bereits einen Überblick verschafft und nichts gefunden«, sagte ich, um das Gespräch zu beenden.

Es standen nun viele Entscheidungen an, die ich alleine treffen musste. Zuerst und am dringendsten: Wie geht es mit meiner Mutter weiter? Diese Frage verlangte eine schnelle Antwort, denn meine Mutter konnte unmöglich alleine leben und ihren Alltag organisieren. Sie würde früher oder später ständige Pflege benötigen. Doch was hatte das für Konsequenzen? Ich sah nur zwei Möglichkeiten: Entweder brachte ich sie in einem Heim unter oder ich zog vorübergehend ins Elternhaus ein und übernahm die Betreuung selbst. Obwohl es mir widerstrebte, entschied ich mich für die zweite Möglichkeit. Damit konnte ich etwas Zeit gewinnen und musste keine übereilten Entscheidungen treffen, wie die Betreuung meiner Mutter langfristig aussehen sollte.

Meine Mutter freute sich über meine Zusicherung, dass wir nun zusammen wohnen würden, obwohl sie weder die Bedeutung noch die Beweggründe verstand. Aber das machte nichts. Jetzt war ich irgendwie erschöpft und geradezu erleichtert, nur mit meiner Mutter zusammen zu sein. Wir saßen gemeinsam am Tisch und tranken Tee, den sie aber nicht mehr selber zubereiten konnte. Aus einem plötzlichen Bedürfnis heraus sprach ich sehr offen mit meiner Mutter. Über meine Trauer wegen Vatis Tod. Über meine Unsicherheit, was ihre Betreuung betraf. Ich sprach einfach aus, was mir gerade durch Kopf und Herz ging. Es waren laute Gedanken in teils einfachen, teils komplizierten Sätzen. Frei von der Leber weg. Meine Mutter blickte mich lächelnd an und hörte mir zu. Die Bedeutung des Gesagten kam bei ihr möglicherweise nicht oder nur in verzerrter Form an. Doch das spielte gar keine Rolle. Es waren wohl die Stimmung, die Offenheit und die Authentizität, die eine gute Atmosphäre kreierten, die gut bei ihr ankam. So stellte ich fest, dass sie mir in entspannter Weise zuhörte und eifrig nickte.

»So, was essen wir heute Abend? Den ersten Abend, nur wir beide? Was meinst du? Ich würde mal sagen, wir beginnen unser neues Leben mit gekochten Kartoffeln in Joghurt-Rahmsoße und dazu Curryreis.« Ein Standardgericht, das ich gerne für meine Eltern gekocht hatte. »Dazu natürlich einen guten Rotwein. Ich schaue gleich mal im Keller nach, wie es um den Weinbestand bestellt ist.«

»Ja, was sein muss, muss sein«, sagte meine Mutter in einem fast schon belehrenden Ton.

»Dieses Essen war jetzt wirklich gut«, konnte meine Mutter kurz darauf einwandfrei formulieren. Ich hatte mich damit abgefunden, dass ich mit meiner Trauer im Moment alleine war und meine Mutter sich ganz woanders befand.

Trotzdem waren wir zusammen, aßen zusammen. Wir waren eine Schicksalsgemeinschaft.

Wenn ich mit meiner Mutter über Vater sprach, wählte ich stets die Vergangenheitsform. Meine Mutter ging darauf ein, obwohl Hans für sie gegenwärtig und wohlauf war.

»Wann kommt Hans vom Joggen zurück?«, fragte sie nach dem Abendessen.

Ich räumte gemeinsam mit ihr das Geschirr ab. Eigentlich wäre es einfacher gewesen, wenn ich alles selber gemacht hätte. Ein Teller stand dann plötzlich beim Telefon und ein Glas auf der warmen Herdplatte.

Plötzlich kam ein besorgter und wacher Ausdruck in die Augen meiner Mutter: »Wo ist eigentlich Hans?«

Genau diese Frage sollte ich später immer und immer wieder hören. An diesem Abend hörte ich sie zum ersten Mal nach dem Tod meines Vaters.

»Mutti, Vati ist nicht mehr da. Er ist gestern gestorben!«

»Was? Aber nicht Hans?!«

Meine Mutter setzte sich auf den Stuhl und blickte mich entsetzt an. Nun wusste ich, dass sie verstand. Sie schien plötzlich zu begreifen, was passiert war. Ihr Gesichtsausdruck veränderte sich.

»Doch«, antwortete ich etwas zögernd. Unsicher, was bei meiner Mutter jetzt passieren würde.

»Nein, nein! Das kann ich aber nicht annehmen!«, schrie sie und fing an zu weinen. Ich weinte mit ihr und hielt sie fest. Jetzt war es geschehen, dachte ich. Das Bild wurde zurechtgerückt und meine Mutter sah plötzlich, wie es wirklich war.

Es tat mir gut zu wissen, dass meine Mutter nun den Tod meines Vaters realisiert hatte. Der Bann war gebrochen, ich konnte mit ihr den Schmerz teilen. Andererseits wurde mir in diesem Auf und Ab von Erinnern und Vergessen bewusst, dass ich auch dabei war, meine Mutter zu verlieren. Schrittweise. In Raten sozusagen. Es dauerte nicht lange, da fragte sie bereits wieder: »Wo ist eigentlich Hans?«

Mutter saß jetzt oft alleine auf dem Sofa und weinte. Ich versuchte sie zu trösten und sie ließ es geschehen. Wie musste mein Vater gelitten haben, als er in Momenten der einsamen Verzweiflung Zuwendung bei meiner Mutter gesucht hatte und abgewiesen wurde. Meine Mutter hielt mich fest und weinte sich aus. Jetzt war sie schwach und hilflos. Ich half ihr bei der Abendtoilette. Mein Vater hatte mir nicht mehr erklären können, was sie noch selber machen konnte und was nicht. Glücklicherweise schlief meine Mutter danach schnell ein. Sie wirkte entspannt.

Manchmal hatte ich den Eindruck, dass sie ihre Defizite immer noch realisierte und darüber sehr verzweifelt war. Ich erinnerte mich an einen Tag, als mich meine Eltern in Zug besuchten. Damals war meiner Mutter die Diagnose Alzheimer noch nicht gestellt worden. Sie wollte noch etwas einkaufen gehen und beabsichtigte, dies alleine zu tun, womit mein Vater ganz und gar nicht einverstanden war.

»Mutti, findest du dann den Weg wieder zurück?«, fragte ich sie.

»Ja, meinst du denn, ich sei ein dummes Tubeli?«

Mein Vater schüttelte den Kopf. »Wir können doch zusammen gehen.«

Meine Mutter schüttelte ebenfalls den Kopf. Mehr aber, um ihren Unwillen auszudrücken.

»Mutti, weißt du meine Adresse?«, fragte ich provokativ.

»So eine Frage, was erlaubst du dir eigentlich? Du meinst wirklich, ich sei blöd!« Nun war meine Mutter wütend. In ihrer Wut versuchte sie, die Tränen zu unterdrücken.

Die erste Nacht nach dem Tod meines Vaters im Elternhaus war eigenartig. Ich schlief auf dem Sofa im Wohnzimmer und benutzte die Decke meines Vaters, die immer noch genauso roch wie während der Tage meiner Kindheit. Ich empfand eine plötzliche und wohltuende Nähe zu ihm.

Mutter schlief lange und so hatte ich am nächsten Morgen

ein wenig Zeit. Ich saß am Schreibtisch und meine Mutter schnarchte leise vor sich hin. Ich spürte meine Erschöpfung. Mir wurde klar, dass ich begonnen hatte, anders zu planen. Ich konnte nicht mehr nur für mich selbst denken, sondern musste immer auch meine Mutter in die Pläne einbeziehen. So mussten zum Beispiel alle Räume ständig auf irgendwelche Gefahrenherde hin überprüft werden. Befand sich etwa eine Antibiotikacreme gegen bakterielle Hauterkrankungen neben der Zahnpasta, so konnte dies für meine Mutter unter Umständen schwerwiegende Folgen haben.

Am späteren Vormittag stand Mutter auf, zog sich ein T-Shirt an und den Büstenhalter darüber. So ging es weiter. Ein ziemliches Chaos. Ohne vorher gründlich über die Bedeutung dieser Betreuungsaufgabe nachgedacht zu haben, war ich plötzlich mittendrin.

Glücklicherweise zeigte Mutter noch keine Anzeichen von Inkontinenz. Die Leintücher waren trocken. Sie spürte also noch, wenn sie zur Toilette musste und fand offensichtlich auch den Weg dahin.

*

Die Leiche meines Vaters wurde nach zwei Tagen vom Gerichtsmedizinischen Institut auf den Friedhof Münsingen überführt. Endlich durften wir ihn sehen. Ich musste mich auf diesen Moment vorbereiten und wusste nicht, wie ich darauf reagieren würde, meinen Vater tot zu sehen. Und dann war da noch meine Mutter: Wie würde sie reagieren? Ich wollte sie mitnehmen. Das durfte ich ihr doch zumuten? Das musste ich ihr doch ermöglichen? War es ein Bild, das schwer zu ertragen war? Viele Fragen gingen mir durch den Sinn.

Immerhin hatte meine Tante Margrit mich darauf vorbereitet, dass das letzte Bild von Hans nicht schön war. Wie sieht denn ein Kopf aus, wenn dieser mit dem ganzen Gewicht in einer Schlinge hängt? Obwohl man eine Leiche entsprechend präparieren kann: Gewisse Spuren lassen sich wohl nicht beseitigen.

Es regnete in Strömen, als wir uns auf den Weg machten, um uns von meinem Vater zu verabschieden. Ein guter Freund brachte uns auf den Friedhof.

Ich öffnete die Tür zur Halle, wo mein Vater in einem offenen Sarg lag. Der Raum war kalt. Ich sagte meiner Mutter, dass ich zuerst alleine hineinwollte. Sie reagierte verständnisvoll und wartete draußen. Ich selbst war mir nicht sicher, wie ich den Anblick meines Vaters ertragen würde. Als ich ihn liegen sah, waren meine ersten verzweifelten Worte: »Vati, jetzt hast du es doch getan…!«

Ich betrachtete seinen Trainingsanzug, den er noch vor Kurzem zum Joggen angehabt hatte. Es war mein Vorschlag gewesen, die Leiche darin einzukleiden. So hätte er es bequem, dachte ich mir.

Als ich mich nach einem Augenblick fassen konnte, ging ich zur Tür und holte meine Mutter. In ihrem Gesicht nahm ich Anspannung und Angst wahr. Was dann geschah, war in der Tat erstaunlich. Meine Mutter hastete auf meinen Vater zu, berührte und streichelte sein Gesicht. Laut weinte sie um ihren Hans: »Wir haben es doch so schön gehabt… zusammen! Warum? Warum? Wir haben uns doch geliebt!« Für mich war es erschütternd.

Trotz der Kälte blieben wir eine halbe Stunde in diesem Raum. Meine Mutter sprach mit meinem Vater und streichelte ihm immer wieder übers Gesicht, das erstaunlich unversehrt war.

∗

Vier Tage waren seit dem Tod meines Vaters vergangen. Die Todesanzeigen waren verschickt und einige Telefonanrufe beantwortet. Oft kannte ich die Anrufer nicht genau und wusste nicht, welches Verhältnis sie zu meinen Eltern hatten.

Die Beerdigung legten wir auf den 4. März 2002 fest. Einen Montag. In etwa zwei Wochen stand mein Umzug an. Ich musste also möglichst bald mein ganzes Hab und Gut verpacken und ins Elternhaus ziehen. Es war einfach, klar und konkret: Mein weiterer Lebensweg würde mit der Betreuung meiner Mutter verknüpft sein.

Schon bald wurde mir trotz allem bewusst, dass ich einen Plan entwickeln musste, der mir eine Perspektive gab. Es konnte ja nicht sein, dass ich auf unbeschränkte Zeit ausschließlich meine Mutter betreuen und meine eigenen Bedürfnisse einfach auf Eis legen würde. Ich gab mir selber ein halbes Jahr Zeit, um zu einer Entscheidung zu kommen, wie ich die weitere Zukunft gestalten wollte – sowohl die meiner Mutter als auch meine eigene. Zwei Dinge standen für mich im Zentrum. Erstens wollte ich für meine Mutter eine Betreuung in einer Form organisieren, die mir sinnvoll und würdig schien. Nach Möglichkeit wollte ich sie auch weiterhin auf ihrem Weg begleiten. Zweitens wollte ich mich selbst beruflich weiterentwickeln.

Oft überfielen mich Zweifel und Unsicherheit. Meistens dann, wenn ich bei der Betreuung meiner Mutter an meine Grenzen stieß. Dann sah ich meinen verzweifelten Vater und konnte mir vorstellen, wie schwierig seine Situation gewesen war. Die Krankheit meiner Mutter begünstigte diese Rollenkonfusion zusätzlich, weil sie mich immer wieder mit meinem Vater verwechselte.

Manchmal gab es auch durchaus heitere Situationen. Meine Mutter galt trotz ihrer Diagnose Alzheimer rechtlich immer noch als zurechnungsfähig und unterschriftsberechtigt. Doch diese Fähigkeit begann langsam zu bröckeln. Ich brauchte eine Generalvollmacht von ihr, denn ich musste für die anstehenden Behördengänge handlungsfähig sein.

»Kannst du denn nicht selber schreiben?«

»Mutti, du musst unterschreiben, damit ich für dich das Administrative erledigen kann.«

»Das macht alles nur noch viel komplizierter.«

Meine Mutter legte den Kugelschreiber auf die General-vollmacht, die von ihrem Notar vorbereitet worden war.

»Solche Sachen macht immer Hans.«

Schließlich doch ausgerüstet mit unterschriebener Ge-neralvollmacht, ging ich mit meiner Mutter zur Bank. Um auch über das Ersparte meiner Eltern frei verfügen zu kön-nen, musste mich meine Mutter in der Bank identifizieren und schriftlich bevollmächtigen. Dies erfuhr ich erst am Bankschalter. Ich schaute meine Mutter an und mir wurde schwindlig beim Gedanken an die bevorstehenden Aufgaben. Der Bankbeamte führte uns ins Beratungszimmer zu einer einladenden Sitzecke. Dort wurde uns Kaffee serviert.

»Was soll das Ganze jetzt?«, argwöhnte meine Mutter, da sie an diesem Tag nicht in bester Stimmung war.

Wunderbare Ausgangslage, dachte ich.

»Warte bitte einen Moment, ich erkläre es dir gleich«, ant-wortete ich ausweichend und hoffte, dass der Bankbeamte die zu unterschreibenden Formulare aushändigen und uns dann alleine lassen würde. Wir bekamen die Formulare, aber er blieb.

»Mutti, du musst hier unterschreiben!«, forderte ich meine Mutter auf. Ich war etwas angespannt, da ich nicht wusste, wie sie auf das alles reagieren würde.

»Wo? Hier?« Meine Mutter benahm sich so, als würde sie die umständlichen Paragrafen tatsächlich lesen, obwohl ich wusste, dass dies auch bei leichteren Texten nicht mehr mög-lich war.

»Meine Mutter braucht etwas Zeit«, sagte ich verlegen zum Bankbeamten, der absolutes Verständnis signalisierte.

Genau in diesem Moment begann meine Mutter mit der Unterschrift: »Martin W-«

»Nein! Was machst du jetzt? Deinen Namen! Nicht mei-nen!« Ich konnte meinen Ärger nicht verbergen.

»Das ist doch das Gleiche!«

»Kein Problem. Ich hole Ihnen ein neues Formular«, beschwichtigte der Bankangestellte.

»Das ist nicht nötig«, sagte meine Mutter.

Der Bankbeamte händigte uns die neuen Formulare aus und verließ – Gott sei Dank – den Raum.

»Mutti, bitte hör mir zu. Es ist jetzt ganz wichtig, dass du diese Formulare unterschreibst. Ich helfe dir. Es geht um dich, Vati und mich. Glaub mir, es ist wichtig«, sprudelte es aus mir heraus, denn ich wusste nicht, wie lange wir allein sein würden.

»Schreib hier: Margrit Woodtli.«

Der Bankbeamte kam nach einer Weile zurück und ich war erleichtert, dass meine Mutter zumindest zwei der drei erforderlichen Unterschriften geschafft hatte. Die Schrift verlief zwar nicht entlang der markierten Linie, doch die zwei Unterschriften würden genügen, informierte uns der Bankangestellte in Münsingen.

Immer öfters kam es zu Situationen, die von außen durchaus komisch wirkten, nicht zuletzt wegen der originellen Wortschöpfungen meiner Mutter:

»Hans, warte doch! Ich muss doch den Krunz auch mitnehmen!«, sagte meine Mutter und bemächtigte sich der Mappe eines anderen Reisenden.

»Mutti, komm! Wir müssen aussteigen. Wir sind in Zug! Lass doch um Gottes willen diese Mappe liegen! Die gehört nicht uns! Entschuldigen Sie bitte!«

Meine Mutter wehrte mich ab und war auf die Mappe eines jüngeren, adrett gekleideten Herrn fixiert. Er schaute nur verdutzt, was die Dame da mit seiner Mappe anstellte. Wir fuhren gerade in den Bahnhof Zug ein und sollten demnächst aussteigen. Indem sie mit ihrer Darbietung vielen Passanten den Weg versperrte, schaffte es meine Mutter, einige Reisende zu provozieren, die hier aussteigen wollten. Der Sündenbock war wieder einmal ich:

»Ach Hans, du benimmst dich jetzt wieder blöd! Saublöd«, sagte Mutter so, dass alle es hören konnten.

Ich spürte oft, wie ich mich von den Stimmungen meiner Mutter leiten ließ und war auch jetzt keineswegs in der
Lage, mich emotional herauszunehmen. In der Sozialarbeit
würde man wohl von Abgrenzungsproblematik sprechen.
Ach Quatsch, sagte ich mir und versuchte, ruhig zu bleiben
und die Situation zu retten, so gut es ging.

»Saublöd! Wirklich saublöd!«, wütete meine Mutter. »Du
solltest dich schämen!«, doppelte sie gleich noch nach.

Endlich kamen wir in Zug an. Es war Freitag, der erste
März im Jahr 2002. Ich hatte in der letzten Zeit meistens im
Haus meiner Eltern übernachtet und in meiner Wohnung
vieles liegen lassen. So fuhr ich nach Zug und nahm meine
Mutter mit. Während ich Büroarbeiten erledigte, war sie damit beschäftigt, meine Kleider zu sortieren und nach ihrem
eigenen Geschmack zusammenzulegen.

Seit dem Todestag war Mutters Sicht der Dinge konstant:
Es war Hans, ihr Ehemann, der gestorben war. Nur hin und
wieder verwechselte sie ihn mit dem »Kollegen« oder mit
mir. Eine Einsicht in das wirkliche Geschehen, die ihr leider
später wieder abhandenkam.

Am Samstag vor der Beerdigung, als wir nach einem Spaziergang zum Friedhof in einem nahe gelegenen Restaurant
einkehrten, gab es wieder ein Durcheinander. Ich saß meiner
Mutter am Tisch gegenüber und trank ein großes Bier. Meine
Mutter hatte sich Tee bestellt.

»Denkst du gerade an Vati?«, fragte ich sie, nachdem sie
versucht hatte, eine Träne zu verbergen.

»Ja«, bestätigte sie und blickte mich traurig an.

»Ich denke auch oft an ihn. Übermorgen ist die Beerdigung. Wir können heute Nachmittag noch mit dem Wirt
über das Totenmahl sprechen. Weißt du, es geht Vati jetzt
viel besser. Er musste wirklich viel leiden und konnte es einfach nicht mehr aushalten.«

»Ja, ich weiß. Er konnte nicht mehr … Unser Vater hatte
es sehr schwer.«

»Unser Vater?«

»Ja, natürlich, du weißt ja wohl schon, von wem ich spre-
che?«

»Von Vati, ja. Deinem Mann.«

»Von unserem Vater, natürlich.«

»Ja, sicher. Von Hans. Hans war mein Vater und gleichzeitig dein Mann, weil du ja meine Mutter bist.«

Im Gesicht meiner Mutter nahm ich ein verlegenes und
halb gelangweiltes Lächeln wahr.

»Er war unser Vater!«, entgegnete sie bestimmt.

Ich wurde also für einen Moment zu einer Art Bruder
meiner Mutter und fühlte mich unbehaglich in dieser neuen
Rolle.

Anfänglich versuchte ich, die verzerrten Bilder jeweils zu-
rechtzurücken. Warum eigentlich?, fragte ich mich jedoch
irgendwann. Ich tat es nicht für sie, sondern für mich. Ich
wollte nicht ihr Bruder sein. Ich wollte ihr Sohn sein, der zusammen mit seiner Mutter um den Vater trauert. Mehr und
mehr kam ich von diesen Korrekturversuchen ab. Sie verliefen sowieso meistens erfolglos.

Die Beerdigung fand an einem strahlenden Tag statt, der
gut zu meinem Vater passte. Er hatte diese schönen Tage
so sehr gemocht. Vor allem, wie sie frühmorgens begannen.
»Morning has broken« – wir sangen das bekannte Lied von
Cat Stevens aus dem Kirchgesangsbuch in deutscher Version.
Es war sinnbildlich für das Leben meines Vaters: Der Morgen. In guten Zeiten ein Lebenselixier und strahlender Neubeginn. In schlechten Zeiten – während der letzten Lebens-
monate – eine Qual.

Meine Mutter überspielte ihre Vergesslichkeit bei der Ankunft der Trauergäste, indem sie diese unisono mit »Ja, salü
du« begrüßte. So hatte sie keine Probleme mit der lästigen

Namensfindung. Die Kirche war überfüllt und die Predigt des Pfarrers hielt, was wir bei den Vorbereitungen besprochen hatten. Anstelle eines Lebenslaufes verlas der Pfarrer einen persönlichen Brief, den ich an meinen Vater gerichtet hatte. Wertneutral sprach der Pfarrer auch über das Thema Suizid und überließ es den Angehörigen und Anwesenden, dieses komplexe Thema mit dem Leben meines Vaters in Einklang zu bringen. Ich war froh und erleichtert über die gute Stimmung und darüber, dass die Predigt nach meinen Wünschen und Vorstellungen gehalten worden war. Ich hatte genügend evangelische Predigten erlebt, die als billige, bornierte und eigenmächtige Plattformen missbraucht wurden. Das Totenmahl nach der Predigt fand im Gasthof Löwen gegenüber der Kirche statt. Ich war nicht wirklich erstaunt, als meine Mutter bei Salat, Pastetli und Rotwein plötzlich wieder fragte: »Und wo ist eigentlich Hans?«

*

»Es ging gut mit Frau Woodtli. Sie hat heute ein sehr schönes Bild gezeichnet.«

Die Pflegerin der Gerontopsychiatrischen Abteilung zeigte mir ein mit Farbstiften gezeichetes Bild. Auf den ersten Blick erkannte ich in den feinen Linien und Kreisen meine Mutter. In dieser sorgfältigen Art und Weise malte und zeichnete sie ihre Bilder. Die Zeichnung zeigte vier bis fünf rosarote Blüten in unterschiedlichen Wachstumsstadien. Zwei Blumen waren mit schwungvollen Kreisen versehen, die anderen eher zierlich und fein. Der grüne Hintergrund, bestehend aus Blättern, war ebenso genau gestaltet. Ich datierte das Bild und bewahrte es zu Hause auf. Es war der 19. April 2002. Wie bereits mein Vater, konnte ich jeweils dienstags und freitags meine Mutter von neun Uhr morgens bis sechs Uhr abends der Obhut der Tagesklinik übergeben. Somit hatte ich etwas Zeit für mich.

»Wie Sie ja wissen, kommt es halt hin und wieder vor, dass Frau Woodtli beim Spaziergang davonläuft, wenn sie unbeobachtet ist. Aber heute Morgen konnten wir sie rechtzeitig wieder zurückrufen.«

Mir war bekannt, dass meine Mutter ab und zu aus der Tagesklinik verschwand, und die damit verbundenen Schwierigkeiten für das Pflegepersonal liegen auf der Hand. In einem unbeobachteten Moment witterte meine Mutter die Möglichkeit und machte sich mit beachtlicher Geschwindigkeit aus dem Staub. Als sie wieder einmal verschwunden war, suchte ich sie mit dem Fahrrad und fand sie auf dem Friedhof. Beim Gemeinschaftsgrab. Bei meinem Vater. Sie hatte den Weg dorthin selber gefunden.

Der Tod meines Vaters lag nun fast zwei Monate zurück und ein mehr oder weniger geregelter Tagesablauf schien sich eingespielt zu haben.

Ich fing an, mich mit der Alzheimer-Krankheit zu beschäftigen, forschte im Internet nach Erfahrungsberichten und suchte den Austausch mit anderen Betroffenen.

Die regelmäßigen Einkäufe erledigte ich zusammen mit meiner Mutter. Fürs Kochen war ich verantwortlich. Dies war stets ein äußerst kreatives und herausforderndes Unternehmen. Was aß meine Mutter? Was mochte ich selbst gerne? Wie konnte ich sie bei den Zubereitungen einbeziehen? Was konnte sie? Wann war sie überfordert? Ich erinnerte mich an die Aussage meines Vaters: »Ich muss immer für zwei in zwei verschiedenen Kategorien denken.« So war es. Diese Aufgabe stand nun mir zu.

In den Unterlagen meines Vaters entdeckte ich eines Tages eine Anzeige für einen Termin meiner Mutter beim Augenarzt. Der Besuch sollte in ein paar Tagen erfolgen. Ich hatte von meinem Vater bereits vernommen, dass meine Mutter bei einem Augenarzt in Behandlung war. Details dazu waren mir jedoch nicht bekannt oder ich hatte sie vergessen. Ich erkundigte mich direkt in der Arztpraxis und erfuhr, dass ein Kontrollbesuch angesagt war, da meine Mutter am rechten Auge bereits eine Operation hinter sich hatte. Grauer Star. Nun müsse auch das linke Auge regelmäßig überprüft werden.

Schwungvoll nahm meine Mutter ihre Handtasche, die für sie immer wichtiger geworden war und mit der sie sich immer öfter und länger beschäftigte.

»Hans, ich bin bereit. Hast du die Dings?«

»Ja, gehen wir.« Ich berichtigte die falsche Namensbezeichnung nicht mehr.

Der Augenarzt hatte seine Praxis am Stadtrand von Bern. Wir konnten diesen Besuch gut mit einem Tagesausflug verbinden, dachte ich.

Während der Zugfahrt nach Bern war meine Mutter ausschließlich mit ihrer Handtasche beschäftigt. Sie begutachtete den Lippenstift, die Nagelfeile, eine Bürste oder ein Parfümfläschchen und nahm eine immer wieder neue Auslegordnung des Tascheninhalts vor. Am Hauptbahnhof in Bern stiegen wir in einen Bus um, der uns in die kleine angrenzende Gemeinde brachte. Nun musste ich mich etwas orientieren, da ich den Weg zu dieser Arztpraxis nicht kannte. Um keine Probleme zu bekommen, hatte ich bereits am Vorabend einen Lageplan der Praxis ausgedruckt, den ich nun vor Ort studierte, während meine Mutter plötzlich zwischen den Passanten verschwand. Es ging blitzschnell und ich hätte ihr diese Geschwindigkeit nicht zugetraut. Unbeholfen, mit dem Lageplan in der Hand, schaute ich mich suchend nach ihr um. Ich sah wohl aus wie ein Tourist, der sich verirrt hatte. Nach einer Weile entdeckte ich meine Mutter, wie sie auf der anderen Straßenseite vor einem Schuhladen mit drei Personen gestikulierte. Ich eilte zu ihr.

»Mutti, komm, wir müssen in die andere Richtung gehen.«

»Entschuldigen Sie«, sagte ich zu den Gesprächspartnern meiner Mutter.

»Ah, da kommt mein Mann. Hans, wir können hier reingehen.« Meine Mutter zeigte auf den Schuhladen und ging zielstrebig hinein. Ich sah die Irritation und die Nachsicht in den Gesichtern der beteiligten Personen, verzichtete aber auf Erklärungen.

»Mutti, wir haben jetzt nicht die Zeit, uns mit Schuhen zu beschäftigen! In 20 Minuten müssen wir beim Arzt sein.«

»Das ist ja da!«, sagte meine Mutter verärgert und klopfte mit einem Schuh, den sie anprobieren wollte, auf den Tisch.

»Jetzt komm bitte, wir müssen gehen!«

Ich war dabei, meine Mutter am Arm zu nehmen und wollte den Laden verlassen. Sie schüttelte mich ab.

»Du solltest dich schämen.« Dann sprach sie nicht mehr mit mir. »Der gehört nicht zu mir!«, war ihre Erklärung, als die Schuhverkäuferin ihre Dienste anbieten wollte.

Der Termin beim Augenarzt musste verschoben werden. Den Schuhladen konnten wir erst etwa eine Stunde später verlassen. Meine Mutter strafte mich wegen meines »unmöglichen Verhaltens«, indem sie erst am nächsten Tag wieder mit mir sprach.

Ich richtete mich in meinem Elternhaus ein und schrieb eine Sitzgruppe, Schränke und anderes Mobiliar zum Verkauf aus. Ich tat dies zum Teil schweren Herzens, weil ich wusste, wie sehr meine Eltern diese Erinnerungsstücke gemocht hatten. Nun hatte sich die Situation jedoch drastisch verändert. Ich wollte meine Mutter vor diesem Ausverkauf verschonen, indem ich die Abholdaten jeweils auf den Dienstag und Freitag legte, wenn meine Mutter in der Tagesklinik war. Nur einmal erschien ein verspäteter Interessent für den schön verzierten Wohnzimmer-Glastisch. Es war an einem Samstag, als es an der Tür klingelte.

»Hans, machst du auf?«

»Moment, ich gehe gleich.«

An der Haustür stand ein Mann in einem blauen Arbeitskittel, der dem Aussehen nach genauso gut ein Angestellter einer Umzugsfirma hätte sein können. Er interessierte sich für den Glastisch. Dabei entschuldigte er sich, dass er nicht gestern, wie ursprünglich vereinbart, kommen konnte.

»Sie können den Glastisch gerne abholen. Nur ist es gerade ein bisschen ungünstig, da meine Mutter anwesend ist.«

»Ach so, tut mir leid.«

»Wissen Sie, meine Mutter hat Alzheimer und ich muss in der Wohnung einiges umstellen, da ich nun selber auch hier wohne. Aber ich möchte nicht, dass sie alles mitbekommt.«

»Dann komme ich halt an einem anderen Tag.«

»Warten Sie einen Augenblick, ich schaue mal, was sie macht.«

Meine Mutter räumte gerade den Frühstückstisch ab – auf ihre Art.

Ich versuchte, sie abzulenken: »Mutti, kannst du noch ein bisschen Fotos ins Album einkleben? Ich bringe sie dir zum Esstisch.«

»Ja, Moment, ich muss jetzt noch die Dings …«

Da ich wollte, dass es voranging, bat ich den Mann zwischenzeitlich in die Wohnung.

Meine Mutter fing tatsächlich an, sich mit den Fotos zu beschäftigen. Da sie offensichtlich in diese Arbeit vertieft war, nutzte ich die Gunst des Augenblicks und machte eine entsprechende Handbewegung zum Besucher.

»Fassen Sie mit an!«

Es ging einfacher, als ich dachte, den Glastisch durchs Treppenhaus ins Freie zu tragen. Der Tisch war weg und meine Mutter verlor nie wieder ein Wort darüber. Zurück blieb der Anflug eines seltsamen Gefühls, welches sich wohl einschleicht, wenn man seine eigene Mutter »hintergeht«.

Die zahlreichen Ausflüge, die ich mit meiner Mutter unternahm, waren für mich in einem gewissen Sinne Zeitreisen. So etwa die Ausflüge nach Spiez. Hier sah ich mich nochmals als Kind, unterwegs mit meinen Eltern. Meine Mutter konnte mir manchmal trotz ihrer Krankheit einiges aus der Vergangenheit erzählen. Sie war als kleines Mädchen jeweils bei ihrem Onkel in Spiez in den Ferien gewesen. Diese Erinnerungen halfen mir, einen umfassenderen Zugang zu meiner Mutter zu bekommen. Zu Hause versuchte ich, sie zu beschäftigen. Ich legte alte Fotos bereit, die sie in Alben kleben konnte. Im besten Falle waren dies Beschäftigungen, die sie ein oder zwei Stunden unterhielten. Mehr und mehr stellte ich aber fest, dass meine Mutter nur noch Teilaufgaben nach genauer Anleitung bewältigen konnte und immer intensivere Betreuung benötigte. Sie konnte sich nicht mehr längere Zeit konzentrieren.

Die Zeit, die mir für mich selbst blieb, wurde immer knapper. An den Abenden ging ich gerne mit Freunden aus, doch dies wurde zusehends schwieriger. Drei bis vier Stunden konnte ich weggehen, je nach Befindlichkeit meiner Mutter. Längere Abwesenheiten wurden unmöglich.

Nach meiner Rückkehr traf ich oft eine originelle Ordnung an. Einmal hatte ich krampfhaft nach der Fernbedienung des Fernsehers gesucht und fand das kleine Gerät dann im Kühlschrank. Meine Mutter verlor mehr und mehr den Bezug zu den Objekten. Plötzlich ging mir durch den Kopf, dass dies gefährlich sein konnte, wenn sie anfangen würde, Essbares mit nicht Essbarem zu verwechseln. Und prompt entdeckte ich nach einem abendlichen Ausgang auf dem Küchentisch ein Stück Seife im Brotkorb. Mir wurde bewusst, dass ich meine Mutter nur noch kurze Zeit alleine lassen konnte. Das hieß für mich: Ich müsste öfter und länger präsent sein oder zusätzlich jemanden anstellen, der sich um meine Mutter kümmerte.

Als ich den Anrufbeantworter neu besprechen wollte, suchte ich nach der Bedienungsanleitung. Die war natürlich irgendwo versteckt. Ich fand sie schließlich zwischen Schallplatten und einer Sammlung DAS BESTE von READER'S DIGEST. Beim Durchblättern der Gebrauchsanweisung fiel plötzlich ein kleiner Zettel auf den Boden. Eindeutig erkannte ich die Schrift meines Vaters. Es war eine Nachricht! Ein Zeichen! Eine letzte Mitteilung meines Vaters, die ich in den letzten Wochen so sehnlichst gesucht hatte, lag jetzt plötzlich vor mir.

Ich begann zu lesen und mir fiel als Erstes auf, dass es keine Anrede gab. Der Text stand mit dünner Schrift auf einem Notizzettel. Er bat in diesem bescheidenen Schreiben um Vergebung. Seine Kräfte würden nicht mehr ausreichen, um das zu tun, was er noch machen wollte. Damit meinte er mit Sicherheit die Betreuung meiner Mutter. Weiter wünschte er, dass wir ihm ein einfaches Begräbnis im Gemeinschaftsgrab organisieren würden. Seine letzte Zeile erschreckte und schmerzte mich gleichermaßen. Sie bedrückte mich, weil sie so lakonisch und endgültig zugleich war und vielleicht auch, weil das Wort VATER oder VATI fehlte. Schlicht und endgültig standen da die drei Worte: »Letzter Gruß, Hans«.

*

Dann mache ich eben weiter, wenn Vati nicht mehr kann, versprach ich für mich selbst meiner Mutter. Das würde seinem Wunsch entsprechen, sagte ich mir.

Die Tage nahmen ihren Lauf, jeder hatte seine eigene Dynamik, doch immer stand meine Mutter im Zentrum des Geschehens. Meine »Tagesstruktur« würde also künftig von ihrer Tagesform und ihrem Verhalten wesentlich mitbestimmt werden. Erst nach längerem Zusammensein mit meiner Mutter wurde mir bewusst, wie schwierig es war, mit ihren Stimmungsschwankungen umzugehen und wie verletzend diese sein konnten.

Natürlich verglich ich mich oft mit meinem Vater. Im Unterschied zu ihm konnte ich mich mit Freunden austauschen und über meine Probleme sprechen. Manchmal sogar darüber lachen. Dies hatte mein Vater selten getan. Er trug die schmerzlichen Ereignisse meist alleine und schluckte den Kummer hinunter. Ich hatte die Gabe, oft auch den tristen und schweren Stunden mittels Sarkasmus eine gewisse Leichtigkeit abzugewinnen, und sei es nur, um damit dem Sog einer tiefen Depression zu entrinnen und im Leben so etwas wie ein tanzendes Spiel zu sehen. Und diese Krankheit hat ja vor allem in den frühen und mittleren Stadien durchaus ihre komischen Seiten.

Das zeigte auch der Besuch einer Sozialarbeiterin der Altersorganisation Pro Senectute. Es ging darum, den Schweregrad von Mutters Krankheit einzustufen. Da sich meine Mutter vor Besuchern oft vorteilhaft präsentieren konnte, befürchtete ich, dass die Sozialarbeiterin bei ihrem Pflichtbesuch ein falsches Bild bekam. So musste ich etwas nachhelfen:

»Mutti, könntest du für die Dame noch etwas zum Trinken holen?«

»Natürlich«, sagte meine Mutter überzeugend und lächelte dabei die Besucherin freundlich an.

Ich wusste, dass meine Mutter dieser Aufgabe nicht gewachsen war, staunte aber gleichzeitig über ihre Selbstsicherheit. Das hieß, dass sie nun wirklich den Bezug zur Realität immer mehr verlor. Anstelle von Getränken legte meine Mutter einen Aschenbecher auf den Tisch.

Mein Vater konnte den komischen Seiten dieser Krankheit nichts abgewinnen. Ernst und Kummer hatten ihn überwältigt. Auch mich schmerzte es, wenn die Stimmung meiner Mutter aus einem für mich meist banalen Grund einfach umschlug und sie dann einen oder zwei Tage nicht mehr mit mir sprach.

*

»Hans! Hans! Komm bitte!« Ich hörte die lauten Schreie meiner Mutter und überlegte, ob ich nun aus dem Wartezimmer des Bezirksspitals Münsingen in den abgetrennten Behandlungsraum hineinplatzen sollte. Ich war ohnehin etwas vor den Kopf gestoßen, weil das Pflegepersonal mich warten ließ, während das Handgelenk meiner Mutter geröntgt wurde. Mutter war nachts offenbar aus dem Bett gefallen und hatte sich dabei das Handgelenk verstaucht. Das schloss ich zumindest aus ihren unzusammenhängenden Schilderungen.

Meine Mutter gestikulierte mit ihrem Arm in einer Art und Weise, die auf Schmerzen schließen ließ. Später beschrieb sie dann so etwas wie »runterrutschen«. Nach einer Besichtigung am Schauplatz, also dem Schlafzimmer, machten ihre Schilderungen dann einen Sinn.

Und nun saß sie also im Behandlungsraum des Spitals und rief um Hilfe. Das Ganze wäre wahrscheinlich für alle Beteiligten einfacher gewesen, wenn ich dabei gewesen wäre. Auch wenn meine Mutter manchmal durchaus den Eindruck erwecken konnte, dass sie alles wunderbar im Griff hatte.

Ich entschied mich für die unbequeme Lösung und war gerade dabei, in den Behandlungsraum hineinzugehen, als die Tür sich öffnete und meine Mutter mir entgegenkam.

»Du Hans, jetzt komm mal und mache das denen begreiflich!«

Zwei etwas hilflos wirkende Krankenpfleger versuchten, mir etwas zu erklären, worauf meine Mutter schon wieder das Wort ergriff.

»Die haben mir aufgelachst. So aufgelachst... Da habe ich gesagt, jetzt muss ich wirklich meinen Mann holen.«

»Gab es irgendwelche Probleme?«, fragte ich etwas verlegen.

Dann sah ich den aufgeschnittenen Ehering meiner Mutter auf dem Behandlungstisch und wollte nun im Detail wissen, was genau geschehen war.

Spätestens an diesem Tag wurde mir klar, dass ich mir künftig das Recht nehmen würde, als nächster Angehöriger meiner Mutter bei sämtlichen medizinischen Behandlungen dabei zu sein, sofern ich selber dies für notwendig und angebracht halten würde. Meine Mutter hatte eine massive Verstauchung. Das Handgelenk musste fixiert und ruhiggestellt werden. Und der Ring musste entfernt werden, weil der entsprechende Finger stark angeschwollen war. Dies alles war natürlich sinnvoll. Nur waren die beiden Krankenpfleger nicht in der Lage, meiner Mutter die Gründe für ihr Handeln verständlich zu machen. Wäre ich dabei gewesen, hätte meine Mutter vielleicht anders reagiert. Vielleicht auch nicht. Aber mit Sicherheit ist es in solchen Situationen immer besser, wenn eine Vertrauensperson dabei ist.

Das Bezirksspital Münsingen war ungefähr zwei Kilometer von unserem Haus entfernt. Ich hatte damals kein Auto, also war ich mit meiner Mutter für Einkäufe oder andere Erledigungen immer zu Fuß oder mit dem Bus unterwegs. Da meine Mutter nach wie vor sehr sportlich und beweglich war, erfüllten die zum Teil langen Spaziergänge ihren Zweck und führten meistens auch dazu, dass sie abends, »nach getaner Arbeit«, müde war und nachts durchschlafen konnte. Störungen des Tag-und-Nacht-Rhythmus' folgten erst später.

Da wir nach dem Besuch im Bezirksspital schon im Dorf waren, wollte ich noch in einen Computerladen, um gegebenenfalls ein neues Notebook zu kaufen. Meine Mutter im Schlepptau mit bandagiertem Arm. Sie begleitete mich stets mit einer gewissen Selbstverständlichkeit und betrat mit Kennerblick den Computerladen. Während der Kundenberatung des Fachmanns hörte meine Mutter mindestens so interessiert zu wie ich und verdeutlichte ihr Verständnis stellenweise etwa mit folgenden Äußerungen:

»Ja, genau.« – »Eben doch!« – »Sie sagen es, ich denke es.«

*

Mehr und mehr gewöhnte ich mich an den Alltag mit meiner Mutter. Der Umgang mit schwierigen Lebenssituationen war mir von meinem Beruf als Sozialarbeiter her vertraut. Aber trotz meines professionellen Hintergrunds wollte ich im Umgang mit meiner Mutter und unserem gemeinsamen Schicksal einen eigenen Weg finden. Das klappte nicht immer auf Anhieb.

Wenn ich mit meiner Mutter einkaufen ging, begegnete ich Gesichtern, die verschiedene Botschaften widerspiegelten. Bewunderung darüber, dass sich der Sohn für seine Mutter in diesem Maß aufopferte. Aber auch befremdliches Staunen darüber, dass ein junger, dazu noch unverheirateter Mann, der mitten im Leben steht, nicht einer geregelten Arbeit nachgeht. Zudem boten sich doch Karrieremöglichkeiten an! Wollte er die denn nicht annehmen? Seine Mutter brauchte professionelle Pflege und Betreuung. Dafür gab es Einrichtungen. Gesagt haben die Leute nichts. Aber man sah ihnen die Fragen an: Was fing dieser 41jährige Mann im besten Alter mit seinem Leben an?

Unser Alltag gestaltete sich weiterhin so, dass ich relativ früh aufwachte und Zeit für mich selbst hatte. Morgens schlief meine Mutter immer länger. Es kam nur vereinzelt vor, dass sie mich in der Nacht weckte und mitten im Sommer mit ihrem Wintermantel das Haus verlassen wollte. Diese Momente waren umso heikler, als sie sich nur schwer von ihrem Vorhaben abbringen ließ.

Ich suchte nach Aufgaben für meine Mutter, die sie nicht überforderten, ihr aber doch eine gewisse Selbstständigkeit ließen. Früher war meine Mutter immer einkaufen gegangen. Daran schien sie sich noch zu erinnern. Ebenso war der Gang zu ihrer Coiffeuse über Jahre hinweg in ihrem Gedächtnis gespeichert. Ich ging sicherheitshalber ein Stück weit mit und schickte sie dann alleine weiter. Für den Broteinkauf gab ich ihr genügend Geld mit und bestellte die gewünschten Brote und anderen Nahrungsmittel im Vorfeld telefonisch bei der Bäckersfrau. Dies klappte eine Zeit lang sehr gut. Meine Mutter legte die Wege, die sie seit Jahren kannte, alleine zurück und kam dann mit voller Einkaufstasche stolz wieder zurück. Zweifellos stärkten diese Aktivitäten ihr Selbstwertgefühl. Ich war froh darüber.

Manchmal irritierte mich die Tatsache, dass ich meine eigene Mutter fast wie ein kleines Kind behandeln musste, indem ich ihr Taschengeld kontrollierte und die Bäckersfrau bat, das Geld selber aus Mutters Geldbeutel zu nehmen. Ich schickte meine Mutter jeweils mit fürsorglichen Gefühlen auf den Weg. Vor vielen Jahren war sie es gewesen, die mich als Kind auf den gleichen Weg geschickt hatte. Damals war es mein Schulweg gewesen. So hatten sich die Verhältnisse in ihr Gegenteil verkehrt.

Um mehr Zeit für mich selber zu gewinnen, suchte ich nach Entlastungsangeboten. Einige Freunde und Nachbarn nahmen meine Mutter gelegentlich auf einen Spaziergang mit und verschafften mir so für kurze Zeit einen Freiraum. Hin und wieder konnte ich meine Mutter überreden, an einem Ausflug der Kirche teilzunehmen. Der zuständige Gemeindehelfer erzählte mir einmal, dass sich meine Mutter mit einer anderen Dame sehr gut verstünde. Worauf ich dann im Anschluss an einen Ausflug diese Dame zusammen mit meiner Mutter zu einem Kaffee einlud und dabei feststellte, dass diese Frau ebenfalls an Alzheimer erkrankt war. Meine Mutter bestätigte dies auf ihre Art: »Die macht manchmal ein Gestürm!«

An einem schönen Frühlingstag besuchte ich zusammen mit meiner Mutter und einer Freundin deren Eltern in Zürich. Sie waren gute Bekannte meiner Eltern und hatten die ganze Tragödie mitverfolgt. Sie freuten sich über den Besuch und diese Freude übertrug sich offenbar auch auf meine Mutter. Mit Worthülsen oder Sprichwörtern, an die sie sich zum Teil noch erstaunlich gut erinnerte, meldete sich meine Mutter immer wieder lächelnd zu Wort.

»Schön, dass ihr auch da seid!« – »Erstens kommt es anders und zweitens als man denkt.«

Ein kleines Ereignis am Rande des Mittagessens verdeutlichte Mutters Erkrankung: Alle Anwesenden hatten den Braten mit selbst gemachtem Kartoffelstock aufgegessen. Auch der Teller meiner Mutter war fast leer. Nur noch ein wenig Bratensoße war übrig geblieben. Nun nahm Mutter ein Stückchen Dessertschokolade, das auf dem Tisch lag, und begann damit die Bratensoße aufzutupfen. Voller Selbstverständlichkeit und ohne mit der Wimper zu zucken. Die Anwesenden lachten, nachdem sie festgestellt hatten, dass ich zuerst lachte. Obwohl das kleine Ereignis die ganze Tragik der Krankheit illustrierte: Der Objektbezug verschwindet mit zunehmendem Krankheitsverlauf und die Geschmacksnerven bilden sich zurück oder verändern sich. Meine Mutter hat zum Beispiel immer gerne Rotwein getrunken. Mit zunehmener Erkrankung empfand sie dieses Getränk plötzlich als widerlich.

Am 31. Mai 2002 fand das Eröffnungsspiel der Fußballweltmeisterschaft in Japan und Südkorea statt. Ich würde mich selber nie als Fußballfan bezeichnen, doch die großen Turniere haben mich seit meiner Jugend durchaus interessiert. Dank meiner Mutter konnte ich nun diese Fußballweltmeisterschaft 2002 vom ersten bis zum letzten Spiel verfolgen, denn überraschenderweise fieberte sie ebenfalls mit. Bei allen 64 Spielen. Sie interessierte sich jedoch nicht immer für das Gleiche wie ich. Ein Weitschuss ins hohe Eck des Tores interessierte sie deutlich weniger als die Wutausbrüche des italienischen Trainers Giovanni Trapattoni, der völlig außer sich gegen eine Plexiglasscheibe hämmerte. Das war nach dem Achtelfinale, als Italien gegen Südkorea unerwartet verlor. »Potztausend!«, kommentierte meine Mutter lachend.

*

Oft dachte ich an Thailand und an die schöne Zeit, die ich dort während meiner vierjährigen Tätigkeit im Auftrag von »Ärzte ohne Grenzen« erlebt hatte. Ich spielte seit meiner Rückkehr im Jahr 1998 mit dem Gedanken, wieder einmal dorthin zurückzukehren. Allerdings müsste ich eine konkrete Aufgabe haben. Etwa zwei Jahre vor seinem Tod führte ich mit meinem Vater ein Gespräch darüber:

»Ich könnte mir gut vorstellen, wieder einmal eine Arbeit in Thailand anzunehmen. Vielleicht sogar für längere Zeit in Asien zu leben. Könnten du und Mutti damit leben?«

»Das wäre sicher schwierig. Aber ich verstehe dich natürlich auch.«

»Ich erinnere mich an eure Besuche bei mir. Es hat euch doch sehr gut gefallen!«

»Es hat uns beiden außerordentlich gut gefallen. Wir waren auch sehr begeistert von dieser Kultur. Und du weißt ja, wie viel Schönes wir erleben durften.«

»Ich habe mir schon überlegt, wie es wäre, wenn ihr mitkommen würdet? Stell dir vor, welch schönen Lebensabend ihr dort noch genießen könntet.«

»Martin, ich würde sofort kommen, glaub mir. Ich habe das übrigens damals auch Margrit Hodler gesagt. Ich könnte in Thailand leben. Aber stell dir Margrit vor! Jetzt mit ihrer Krankheit. Nein, das ginge nicht.«

Leider gab es nie mehr eine Fortsetzung dieses Gesprächs.

Jetzt hatte sich die Situation verändert und ich schaute mir entsprechende Stellenangebote im asiatischen Raum an. Immer natürlich im Bewusstsein, dass ich auch für meine Mutter sorgen musste. Nach und nach kam mir immer öfter der Gedanke, wie es denn wäre, wenn ich meine Mutter dorthin mitnehmen würde.

Zum gleichen Zeitpunkt hatte ich begonnen, nach weiteren Betreuungsmöglichkeiten für Mutter zu suchen. Bereits im Psychiatrischen Zentrum in Münsingen hatte ich einige Gespräche geführt und ich wollte zwei, drei weitere Einrichtungen anschauen, die für meine Mutter infrage kämen. Ich entschied mich unter anderem für eine Besichtigung des Demenzzentrums Oberried in Belp. Das Thema Demenz und Pflegeheim war für mich eigentlich immer noch neu. Ich sah mich durch die Erkrankung meiner Mutter in eine Tätigkeit geworfen, die ich nie gesucht hatte. Insofern war es für mich schwierig, ein spezialisiertes Heim für Demenzkranke qualitativ beurteilen zu können. Während meines Besuchs und der gut organisierten Führung durch das Demenzzentrum fiel mir aber auf, wie die einzelnen Kranken vor sich hin dösten. Im besten Fall im Kontakt mit anderen Dementen. Ich versuchte, mir meine Mutter dort vorzustellen, und konnte es nicht.

Ich besichtigte auch die Zimmer, in denen in der Regel zwei Patienten untergebracht waren. Wenn in der Nacht etwas vorfallen sollte, würde meine Mutter den Notfallknopf nicht betätigen können. Zudem nahm die Sturzgefahr bei Demenzkranken massiv zu. Es war sogar einer der Hauptgründe für das Ableben von Demenzkranken. Bei meiner Mutter kam noch dazu, dass sie seit einiger Zeit an einer sogenannten »idiopathischen Thrombozytopenie« litt, einem permanenten Mangel an Blutplättchen. Bei Stürzen könnten innere Blutungen gravierende Folgen verursachen.

Der damalige Hausarzt meiner Mutter hatte diese Krankheit diagnostiziert, als mein Vater am Unterarm meiner Mutter plötzlich rot-blaue Flecken feststellte. Eine medikamentöse Behandlung verlief schwierig, da bei meiner Mutter ständig starke Nebenwirkungen wie Müdigkeit und Kopfschmerzen auftraten.

Die Vorstellung, meine Mutter in dieses Heim zu bringen, war für mich sehr befremdlich. Obwohl das Pflegeheim selbst einen ausgezeichneten Ruf genoss.

*

»Frau Woodtli, Sie leiden an einer idiopathischen Thrombo-zytopenie«, informierte der Assistenzarzt im Psychiatrischen Zentrum in Münsingen seine Patientin.

»Ah, ja?«, antwortete meine Mutter.

Dieser Assistenzarzt des Psychiatrischen Zentrums in Münsingen hatte den Gesundheitszustand von Frau Woodtli genauestens abzuklären. Verschiedene Bluttests waren bereits durchgeführt worden, bei denen eben ein niedriger Thrombozytenwert festgestellt wurde. Eine medikamentöse Behandlung lehnte ich ab, da gravierende Nebenwirkungen bei meiner Mutter bereits bekannt waren. So hielt ich es für das kleinere Übel, mit einem Restrisiko zu leben, das im Extremfall innere Blutungen auslösen könnte. Schlimmstenfalls würde dadurch ein humaner Tod eintreten. Ich musste lernen zu akzeptieren, dass es irgendwann bei meiner Mutter so weit sein würde und wollte während der verbleibenden Zeit lieber auf Lebensqualität setzen. Diese medizinischen Abklärungen waren Teil einer Untersuchung für einen einmonatigen Aufenthalt in der Klinik.

»Frau Woodtli, für Ihre Einweisung möchte ich jetzt mittels eines Fragebogens eine Erhebung durchführen. Es handelt sich sich dabei um eine Einstufung Ihrer demenziellen Erkrankung.«

Warum spricht der nicht mit mir?, fragte ich mich ungeduldig. Das ist doch absolut peinlich in dieser Fachsprache. Der weiß doch um den Zustand meiner Mutter!

Im Untersuchungs- oder Befragungszimmer waren an diesem verregneten Spätsommertag im September 2002 folgende Personen versammelt: Der Assistenzarzt – nicht zu übersehen, weil er als Einziger einen weißen Kittel trug –, die Abteilungsleiterin der Pflege, eine Psychiatriepflegerin, Werner, der Bruder meiner Mutter, meine Mutter und ich.

»Frau Woodtli, wir beginnen mit den Zahlen.«

»Ja, also.«

»Was ergibt 100 – 9?«

»Ja, das kommt jetzt ganz darauf an …«

»Und dann nochmals minus 9?«

Innerlich brodelte es langsam in mir. Erstens wussten alle Anwesenden in etwa über den Zustand meiner Mutter Bescheid. Auch darüber, dass sie solche Fragen sicher nicht mehr beantworten konnte. Zweitens ging es nur um eine stationäre Einweisung für die Dauer jener Zeit, die ich ferienhalber in Thailand verbringen wollte.

Warum bremst denn niemand diesen jungen ehrgeizigen Theoretiker von einem Assistenzarzt? Muss ich jetzt wieder unangenehm auffallen?, fragte ich mich abermals empört.

Solche und ähnliche Erlebnisse brachten bei mir vieles ins Rollen. Und führten schließlich zu der Entscheidung, gemeinsam mit meiner Mutter nach Thailand zu reisen. Wenn dieses Experiment gelingen sollte, dann würden wir zusammen in Thailand bleiben, sagte ich mir. Für die Betreuung meiner Mutter könnte ich Einheimische hinzuziehen und möglicherweise fest anstellen. Für mich würde ich wieder eine Arbeit suchen, falls ich nicht bereits von hier aus etwas organisieren konnte. Mit der Witwenrente meiner Mutter war für unsere Grundbedürfnisse im kostengünstigen Thailand fürs Erste gesorgt.

Sollte es nicht funktionieren, würden meine Mutter und ich eben nach einem Monat wieder zurückkommen. Es war den Versuch wert. Diesen Versuch wollte ich aber gut in die Wege leiten und deswegen entschied ich mich dazu, den Aufenthalt drei Wochen lang vor Ort vorzubereiten. Meine Mutter konnte während dieser Zeit stationär in der Tagesklinik des Psychiatrischen Zentrums wohnen.

Nun stand die Frage an, wie ich meine Entscheidung für dieses abenteuerliche Vorgehen erklären würde. Zweifellos war es das Wichtigste, Werner, den Bruder meiner Mutter, und seine Frau Margrit zuerst zu informieren. Nach dem Gespräch tat es mir gut zu wissen, dass sie mein Vorhaben verstanden. Meine besten Freunde unterstützten meine Idee ebenfalls. Über weiteres »Dorfgeflüster« dachte ich nicht länger nach. Denn dieses fand ja ohnehin statt.

Aus Fachkreisen bekam ich unterschiedliche Reaktionen. Einige Fachleute warnten mich, dass es schwierig sein würde, »alte Bäume zu verpflanzen«. Gerade bei Demenzkranken sei es wichtig, dass sie sich in einer vertrauten und bekannten Umgebung befinden würden. Eine völlig fremde Umgebung würde sie womöglich noch mehr verwirren. Andere wiederum ermunterten mich zu diesem Wagnis. Vielleicht sei es sogar förderlich, eine demenzkranke Person mit neuen Reizen und Außeneinflüssen zu stimulieren. Und das Klima sei sicherlich leichter zu ertragen. Ein Versuch würde sich auf jeden Fall lohnen. Was hätte ich zu verlieren?

Das sagte ich mir auch. Und ich konnte ja jederzeit mit meiner Mutter zurückkommen.

Meine Mutter selbst wollte ich erst kurz vor dem Abflug informieren. Das war zweckmäßig. Denn planen konnte sie nicht mehr.

*

Chiang Mai, Thailand. Ich war wieder in meiner zweiten Heimat, in der ich mich mittlerweile fast vertrauter fühlte als in der Schweiz. Ich erinnerte mich, wie seltsam mir manches in meiner alten Heimat Schweiz vorgekommen war, als ich zum ersten Mal aus Thailand zurückkehrte: Die geschlossenen Läden am Sonntag, die wenigen Leute auf der Straße und die Stille in den öffentlichen Verkehrsmitteln. Ich hatte mich offenbar an das ameisenhafte Gewusel in den asiatischen Städten gewöhnt.

Die drei Wochen in Thailand wollte ich für die Vorbereitung des Aufenthalts meiner Mutter nutzen. Mein großer Vorteil war, dass ich die thailändische Sprache beherrsche und dadurch mit vielen Einheimischen ins Gespräch kam und meine Absicht erklären konnte. Es war rührend, wie viele Leute mein Vorhaben würdigten und lobten. Viele waren auch sehr hilfsbereit und wollten mir Grundstücke und Häuser zeigen, deren Besitzer sie persönlich kannten.

Ich hatte während meines dreiwöchigen Aufenthalts etwa 15 Häuser auf verschiedenen Grundstücken besucht. Eingelassen hatte ich mich dann schlussendlich auf das Angebot meiner ehemaligen Thailehrerin. Sie wollte mir und meiner Mutter ein Haus für zwei bis drei Wochen zur Verfügung stellen. Es befand sich etwas außerhalb der Stadt Chiang Mai.

Es war das erste Mal seit dem Tod meines Vaters, dass ich meine Mutter für längere Zeit alleine ließ. In den vergangenen sieben Monaten hatte sich eine enge Beziehung zwischen uns entwickelt. Ich hatte mich an das Zusammenleben mit ihr gewöhnt und vermisste sie bereits nach einigen Tagen. Und so war die Vorfreude groß darüber, dass ich nun die Möglichkeit hatte, zusammen mit meiner Mutter ein neues Leben aufzubauen.

Dabei blieb natürlich alles an mir hängen. Ich hatte die Verantwortung. Eigentlich war ich aber auch Realist und rechnete schon damals damit, dass meine Mutter nicht mehr sehr lange leben würde. Mein Wunsch war, sie bis zum Schluss zu begleiten und bei ihr zu sein.

»Ja, salüüü!«, begrüßte meine Mutter mich freudig, als ich sie nach meiner Rückkehr im Psychiatrischen Zentrum in Münsingen abholte. »Das ist jetzt aber schön, dass du kommst!« Namen und Verwandtschaftsbezeichnung bekam ich keine. Aber das war völlig egal. Ich war froh, meine Mutter gut gelaunt und offenbar gesund anzutreffen.

»Es ging alles sehr gut. Nur einmal hatte Frau Woodtli eine kleine Grippe«, informierte mich eine Pflegerin.

An diesem sonnigen Herbstabend Ende Oktober verließ ich zusammen mit meiner Mutter das Psychiatrische Zentrum und spazierte mit ihr Richtung Dorf, wo wir in einem Garten-Restaurant ein gutes Abendessen einnahmen. Leider ließen ihre Tischmanieren immer mehr zu wünschen übrig. Ich wusste das, war aber trotzdem enttäuscht und etwas peinlich berührt, als sie mit Salatblättern das Tischtuch zu dekorieren begann.

*

»Mutti, ich habe eine Überraschung für dich!«

»Ach ja?«, erwiderte meine Mutter lächelnd.

Ich hoffte, einen günstigen Moment erwischt zu haben, da sie gut in den Tag gestartet und deshalb hoffentlich empfänglich für meine Absichtserklärung war.

»Ich möchte bald mit dir zusammen in die Ferien gehen!«

»Ja ... das ist, das ist ... ja ... wo? Wo?«

Die Reaktion war etwas bedächtig. Und die letzten »Wos« kamen geradezu fordernd.

»Vielleicht erinnerst du dich noch. Ich habe ja einmal in Thailand gelebt. Du hast mich damals zusammen mit Vati besucht. Dorthin gehen wir jetzt in die Ferien!«

Ich konnte der Versuchung manchmal nicht widerstehen, die Dinge so zu benennen, wie sie eben waren. Auch wenn dies taktisch vielleicht nicht so geschickt war.

»Was willst du denn dort?«, fragte sie mich so ziemlich neutral. Weil mir spontan nichts Besseres einfiel, sagte ich: »Weißt du, hier haben wir ja so richtig ungemütliches Wetter. Es regnet und ist kalt.« Das war es an diesem Tag wirklich. Typisches Novemberwetter. »Wir gehen jetzt dahin in die Ferien, wo es schön sonnig und warm ist.«

»Ja, das glaube ich dir nicht.«

»Doch, du wirst es sehen! Glaub mir.«

»Gut Ding will Weile haben.«

Ein paar Tage später machte meine Mutter eine Aussage, die mich sehr erstaunte: »Ich will aber dann nicht zu solchen, die pflll aussehen!« Dabei machte sie beim »pflll« einen unkontrolliert wirkenden Pusteton und verzog ihr Gesicht zu einer hässlichen Fratze.

»Wir werden liebe Freunde besuchen. Du wirst sehen, es wird dir gefallen und wir werden die Sonne genießen können.«

*

Am 4. Dezember 2002 klingelte der Wecker um 6 Uhr morgens. Mir war bewusst, dass dies ein wichtiger Tag werden würde. Die entscheidende Frage war: Wird meine Mutter reisefähig sein? Oder würde sie ausgerechnet heute einen Schwindelanfall haben? Vielleicht so stark, dass ich die Reise verschieben müsste? Dies wäre dann mit großen Mühen verbunden, denn ich hatte das Gepäck am Vortag bereits aufgegeben.

6.30 Uhr. Ich hatte geduscht und hörte, dass meine Mutter wach war. Sie zog sich an, fast korrekt, und wünschte mir einen guten Morgen. Sie schien gut geschlafen zu haben. Ich frohlockte!

Und gleichzeitig weinte ich innerlich um meinen Vater, der die Reise nicht mehr antreten konnte. Nie mehr.

Meine Mutter war bereit. Es gab vieles, was mich in den letzten Tagen vor dieser Reise beschäftigt hatte. Am schlimmsten war für mich die Vorstellung, dass meine Mutter ihre Wohnung, ihr Haus, das sie mit meinem Vater über 40 Jahre bewohnt hatte, mit großer Wahrscheinlichkeit für immer verlassen würde. Ich hatte mir viele Gedanken darüber gemacht, wie offen ich mit meiner an Alzheimer erkrankten Mutter über den bevorstehenden Wechsel sprechen konnte und war mir nicht sicher, ob ich korrekt vorgegangen war. Da ich mich bemühte, eine möglichst humane Lösung zu finden, sagte ich ihr nicht, wie lange wir vermutlich wegbleiben würden und meine Cousine demnächst in diese Wohnung einziehen würde.

Meine Mutter verließ ihr Zuhause wie gewohnt, wenn sie in die Ferien ging. Mir wurde nie richtig klar, inwieweit sie die Bedeutung dieses »Abschieds« verstanden hatte. Aus Anlass dieses besonderen Tages bekam meine Mutter von ihrer Schwägerin ein verknotetes Taschentuch geschenkt – als Erinnerungshilfe. Wahrscheinlich spürte Mutter die bevorstehende Veränderung. Und dennoch gewann ich später nach und nach den Eindruck, dass sie gerade durch die Krankheit die Fähigkeit entwickelt hatte, stets im Augenblick zu leben und sich oft in einer Art beschwingter Sentimentalität befand.

Manchmal beneidete ich sie um diese neue »Qualität«. Ich selber habe einen starken Drang, in sentimentalen Gefühlen zu schwelgen, zu versinken und manchmal fast zu ertrinken. Ich ertappte mich nicht selten in Zukunftsgedanken – oder noch belastender in der Vergangenheit, in scheinbar unvollendeten Lebensgeschichten. Meine Mutter weinte herzlich, als sie sich von Margrit Hodler verabschiedete. Jahre des Zusammenlebens im gemeinsamen Haus verbanden sie.

Wenig später befanden wir uns bereits im Zug Richtung Flughafen. In Anbetracht der beginnenden Reise waren die Tränen versiegt und die Trauer verschwunden. Meine Mutter blickte aus dem Fenster und beobachtete die von Nebel verhangene Landschaft. Sie wollte mir nicht glauben, dass wir in ein Land gehen würden, wo um diese Jahreszeit fast immer die Sonne scheint und warmes Klima herrscht. Ebenso wenig, wie sie mir zwei Monate später glauben würde, dass in Europa die Straßen vereist wären.

Entgegen meiner Befürchtung, meine Mutter könnte im Flugzeug Schwierigkeiten haben, genoss sie den Flug sehr. Immer wieder fiel mir ihre Begeisterung für kleine Kinder auf. Eine Sitzreihe weiter vorne spielten zwei kleine Mädchen. Meine Mutter erfreute sich an diesem Schauspiel und schäkerte mit den Kindern. Sie blieb fast während des ganzen Fluges wach, war völlig aufgedreht und wollte möglichst viel mitbekommen. Ich zeigte ihr, wie man mittels Kopfhörern Musik hören konnte. Rhythmisch bewegte sie den Kopf hin und her und genoss es sichtlich. Später stellte ich fest, dass sie längere Zeit die Handlung eines Filmes verfolgte und dabei gleichzeitig Musik hörte. Sie wirkte zufrieden. Sie war dabei, ihre eigene Welt neu zu ordnen.

Bei der Ankunft in Bangkok war sie immer noch hellwach und daran interessiert, möglichst viel zu sehen und zu bestaunen. Plötzlich, als wir bereits in der Eingangshalle zum Abflug nach Chiang Mai waren, fragte mich meine Mutter laut und deutlich:

»Wo gehen wir hin?«

»Wir steigen jetzt nochmals in ein Flugzeug und fliegen nach Chiang Mai. Es dauert etwa noch eine Stunde.«

»Ich habe Hunger!«, schrie meine Mutter beinahe.

Ich schaute verlegen um mich, ob es Reaktionen von der Umgebung gab.

»Wir bekommen im Flugzeug gleich etwas zu essen.«

Meine Mutter hatte tatsächlich Appetit und verspeiste während des Fluges von Bangkok nach Chiang Mai alles, was es gab. Obschon wir kurz vor der Landung gerade erst ausgiebig im Flugzeug gefrühstückt hatten. Sie nahm das schöne und warme Wetter mit gelegentlichen Blumenkohlwolken wahr und freute sich darüber.

In Chiang Mai angekommen, hatte ich plötzlich wieder Zweifel. Schaffst du das wirklich? Was ist, wenn etwas schiefläuft? Wer hilft dir dabei?

Warmes, asiatisches Sommerwetter mitten im europäischen Winter begleitete uns während der Taxifahrt in unser neues Zuhause. Wir waren angekommen.

Dritter Teil

Um Gottes willen! Wo bringst du mich hin?«
     Endlich bog der Taxifahrer in eine kleine Seitenstraße und parkte vor dem bereits geöffneten Eingangstor zur kleinen Siedlung »Chaya Villa«, etwa zehn Kilometer südlich des Stadtzentrums von Chiang Mai.

»Sawasdee khaa!«, hieß uns meine ehemalige Sprachlehrerin Jew zusammen mit ihren zwei Hausangestellten willkommen. Sie ging zuerst auf meine Mutter zu und begrüßte sie mit dem thailändischen Wai, was aussah, als würde sie beide Hände zum Gebet ansetzen, ohne dabei die Finger zu verschränken. Die beiden Hausangestellten machten es der Sprachlehrerin nach, blieben aber im Hintergrund.

»Wie liebenswürdig Ihre Mutter aussieht!«, sagte Jew mit einem breiten Lächeln auf Thailändisch und streichelte dabei die Arme meiner Mutter.

»Ja also, und was jetzt?«, fragte meine Mutter sichtlich verlegen und forderte mich mit ihrem Blick zum Sprechen auf.

»Das war früher meine Sprachlehrerin. Sie heißt Jew und ist sehr nett. Sie bietet uns ihr Haus für unsere Ferien an.«

Meine Mutter musterte die neue Umgebung. Ein paar wenige Häuser und ein kleiner Teich waren zu sehen.

»Ich habe schon Schöneres gesehen«, sagte sie ohne jegliche Begeisterung.

Trotz dieses für mich ernüchternden Kommentars zeigte ich meiner Mutter die weiten Grünflächen hinter der Siedlung: »Schau Mutti, diese weite Landschaft und die schönen

Palmen! Da sind überall Reisfelder, die jetzt nach der Regenzeit gut bewässert sind. Darum ist alles so grün.«

»Und was ist dort?«

Meine Mutter wies in die entgegengesetzte Richtung. Durch das große Eingangstor erkannte man die dicht befahrene Hauptstraße. Dort lauerten Gefahren! Ich wagte gar nicht, daran zu denken, was passieren würde, wenn meine Mutter plötzlich alleine durchs Tor Richtung Hauptstraße ginge. Sie müsste fortan ständig unter Beobachtung sein.

»Dort ist die Hauptstraße. In diese Richtung gehen wir nur, wenn wir zusammen einen Ausflug machen oder mit dem Auto in die Stadt fahren.«

»Es ist schwuf schwer. Schwuf schwer!«, stöhnte meine Mutter und begann ihre Jacke, die noch an die kalte Schweiz erinnerte, auszuziehen. Ich half ihr dabei. Es war zehn Uhr morgens und, verglichen mit dem nasskalten Winterwetter, welches wir am Vortag hinter uns gelassen hatten, ungewöhnlich warm. Meine Mutter war offenbar ein wenig verwirrt über den plötzlichen Wetterwechsel.

»Herr Martin, Frau Mutter, kommen Sie mit mir. Ich bringe Sie in Ihr Haus.«

Thais sprechen die Leute meistens in Verwandtschaftsbezeichnungen an. So wurde aus Frau Woodtli einfach »Frau Mutter«, weil sie altersgemäß in etwa die Mutter der Sprachlehrerin hätte sein können.

Wir folgten Jew und ich versuchte die Reaktion meiner Mutter auf die thailändische Sprache herauszufinden, konnte aber nichts feststellen.

Jew führte uns in das in altem Lanna-Stil eingerichtete zweistöckige Haus. Diese oft an Tempel erinnernden Holzhäuser mit ihren steilen Dächern sind überall im Norden Thailands anzutreffen. Hoffentlich würde sich meine Mutter nicht an den vielen Skulpturen und Kunstgegenständen vergreifen, dachte ich beim Anblick der schön dekorierten Räume.

Trotz der langen Reise und der Müdigkeit war meine Mutter in recht guter Stimmung. Offenbar gefiel ihr das Haus. Sie blickte um sich und zeigte auf einen kleinen Steinbrunnen, der den Mittelpunkt des Treppenhauses aus Teakholz markierte.

»Das ist auch noch eine Schöne… Sie sprießt gerade auf! Und auf und auf und auf!«

So beschrieb meine Mutter die Mechanik dieses Brunnens, in dem das fließende Wasser eine kleine Steinkugel in Bewegung hielt. Jew führte uns durch das geräumige Haus und bat uns, am bereits gedeckten Esstisch Platz zu nehmen. Damit hatte ich nicht gerechnet. Die beiden Hausangestellten brachten ein Tablett mit verschiedenen Gerichten in kleinen Schälchen.

»Oh, vielen Dank! Das ist aber eine Überraschung«, sagte ich etwas übertrieben euphorisch. Ich hatte eigentlich keinen Hunger. Ganz anders jedoch meine Mutter:

»Ja, das ist allerhand. Spezial. Spezial!«, lobte sie und griff zu.

Für Mutter waren milde Gerichte vorbereitet worden. Eine leichte Suppe mit Tofu, Pilzen und Gemüse, gebratener Reis mit Huhn und frische Mango- und Papayafrüchte als Nachspeise. Dies war der erste Versuch, sich der thailändischen Küche zu nähern. Und das Experiment schien zu glücken. Mutter schlürfte die Suppe und aß den gebratenen Reis mit den exotischen Gewürzen, als hätte sie nie etwas anderes gegessen! Die Schälchen waren leer.

»Schmeckt es dir?«

»Erstens ist es gut und zweitens… essen muss man!«, war ihr lakonischer Kommentar.

Jew verabschiedete sich und ließ uns alleine. Ich führte meine Mutter in den oberen Stock zu den beiden Schlafzimmern, wo sie sich erst einmal hinlegen und entspannen konnte. Anschließend ging ich auf den Balkon und rauchte die lang ersehnte Zigarette. Dabei inspizierte ich nochmals gründlicher die Gegend. Das Areal mit dem Teich war kleiner, als ich es vom letzten Besuch in Erinnerung hatte. Wie ich meine Mutter kannte, würde sie bald genug haben von diesem Garten und die Gegend außerhalb des Eingangstors erkunden wollen. Besonders am Abend, wenn die Straßenlichter Abwechslung und Unterhaltung versprachen.

Die Verantwortung für meine Mutter, die ich mir selber auferlegt hatte, wog schwer. Ich war nun derjenige, der ihr in dieser neuen Heimat Sicherheit geben musste. Würde ihr etwas passieren, müsste ich ganz alleine dafür geradestehen.

Aber wie war es denn eigentlich in Münsingen gewesen? War es nicht genau gleich? Auch dort hatte ich alles für meine Mutter entscheiden müssen. Oft legte ich mich dabei mit Andersdenkenden oder Skeptikern an. Im besten Fall bekam ich gute Ratschläge. Jetzt musste ich in Thailand neu anfangen. Und was wäre dann mit meiner Mutter, wenn mir selber etwas passieren würde?, fragte ich zweifelnd. Eine Antwort hatte ich noch nicht. Die Frage aber belastete mich.

Meine eigene Zukunft war noch im Ungewissen. Es gab zwei Möglichkeiten: Entweder suchte ich mir hier in Thailand eine Arbeit oder ich musste mir eingestehen, dass meine Mutter in diesem fremden Land nicht für längere Zeit leben konnte. Dann würden wir nach einem Ferienaufenthalt in die Schweiz zurückkehren. Ich war gespannt: Wie würde sie mit dieser fremden Welt zurechtkommen? Wie würde sie damit fertigwerden, dass sie die Sprache nicht verstand? Wie vertrug sie das Klima?

Meine Mutter schlief am Nachmittag des ersten Tages noch ein wenig. Das Zimmer war geräumig und bot Platz für zwei Betten und zwei große Wandschränke. Das zweite Bett war in der Ecke gegenüber. Dort legte ich mich hin. Zu einer Art Bereitschaftsschlaf.

Ich erwachte und erschrak, als mir plötzlich bewusst wurde, dass ich eingeschlafen war. Trotz all meiner Vorsätze, nur so vor mich hin zu dösen. Wo war meine Mutter? Das Bett war leer!

Hektisch machte ich mich auf die Suche und stellte erleichtert fest, dass sie Kleider, Cremedosen und andere Toilettenartikel in den Schrank räumte. Alles durcheinander. Aber trotzdem ein Zeichen dafür, dass sich Mutter offenbar auf einen längeren Aufenthalt in diesem Haus einstellte.

»Hans, da ist nur eins. Haben wir noch mehrere?«

Sie zeigte mir eine Nagelfeile.

»Ich glaube, eine reicht erst mal«, sagte ich und spürte die Müdigkeit, die von der Zeitverschiebung und der anstrengenden Reise herrührte.

Eigentlich hatte ich damit gerechnet, dass eine langjährige Freundin mir während dieses Probemonats zur Seite stehen würde. Doch überraschenderweise war sie nach unserer Ankunft spurlos verschwunden. So stand ich alleine mit meiner Mutter vor diesem Neubeginn.

Als ich nach einer Weile richtig wach war, kehrten meine Energie und mein Mut für diesen abenteuerlichen Neuanfang wieder zurück. Ich hatte es immer schon reizvoll gefunden, Neuland zu betreten. Auch beruflich hatte ich mir deshalb nach Möglichkeit Pionierprojekte gesucht.

*

Am Abend dieses langen Tages stand die erste Begegnung mit thailändischen Betreuerinnen bevor. Zwei Krankenschwestern des Chiang Mai Ram Krankenhauses statteten uns einen Besuch ab. Dabei wollte ich herausfinden, wie ich die Betreuung meiner Mutter gestalten und mich dabei entlasten konnte.

Ich war gespannt, wie meine Mutter reagieren würde. Wie gut würde sie sich mit den Betreuerinnen verstehen? Was müssten diese können? Wie würde meine Mutter auf diese fremden Personen reagieren? Ich wurde zunehmend nervös. Es war dunkel und wir warteten auf die beiden.

»Sawasdee khaa!«, sagten die beiden Thailänderinnen und nahmen sich nach einer förmlichen Begrüßung meiner Mutter an.

»Guten Abend!«, erwiderte meine Mutter freundlich.

Ich bat die Gäste, auf dem Korbsofa Platz zu nehmen. Die beiden Thais kamen der Bitte nach, platzierten dabei gleich meine Mutter in ihrer Mitte und streichelten sie an den Armen. Mochte meine Mutter das? War das nicht zu aufdringlich? Die kannten einander ja gar nicht!

Meine Mutter musterte die Betreuerin auf der rechten, dann diejenige auf der linken Seite mit skeptischem Blick und lächelte spöttisch.

»Das ist ein bisschen blöd, wie die tun…«

»Lass sie nur machen. Die sind doch nett«, sagte ich ausweichend und hoffte, dass meine Mutter sitzen blieb. Kung war Krankenschwester in einem privaten Krankenhaus und organisierte bei Bedarf auch Hausbesuche. Heute kam sie mit Ohm, die bereits Thailänder zu Hause betreut hatte. Erfahrung mit Ausländern hatte sie jedoch keine. Beide zeigten großes Interesse an meiner Mutter, die immer noch regungslos und mit abwartendem Gesicht in ihrer Mitte saß.

Ich wollte den beiden Betreuerinnen in thailändischer Sprache etwas über meine Mutter sagen: »Wir sind heute Morgen gerade in Thailand angekommen und deshalb ist meine Mutter noch sehr müde.«

In Wirklichkeit aber war ich es, der völlig auf Reserven lief, musste ich mir eingestehen. Ich richtete mich an Kung und fuhr fort: »Meine Mutter hat Alzheimer und braucht eigentlich die ganze Zeit jemanden um sich. Ich wohne jetzt mit ihr in diesem Haus und werde am Anfang sicher viel mit ihr zusammen sein. Wenn ich nicht im Haus bin, brauche ich jemanden, der sich um sie kümmert. Meine Mutter wird sicher gerne draußen im Park spazieren gehen. Sie kann auch gut beschäftigt werden. In der Schweiz hat sie immer wieder Fotos in Alben geklebt. Wir müssen einfach ausprobieren, was möglich ist.«

»Hat Ihre Mutter eine Allergie auf bestimmte Medikamente?«, wechselte Kung übergangslos das Thema.

»Ja, sie verträgt kein Penicillin«, antwortete ich etwas irritiert, unsicher, ob meine Erläuterungen über die sozialen Bedürfnisse meiner Mutter bei den Gästen wohl angekommen waren.

Meine Mutter hörte der Konversation zu und ich fragte mich, was in ihr vorging, da sie auch mich nicht verstehen konnte, weil ich mit den beiden ja thailändisch sprach. Sie ließ sich aber nichts anmerken, machte keine Anstalten aufzustehen oder unruhig zu werden. Die körperliche Nähe der beiden Thais schien sie nicht mehr zu stören. Sie wirkte entspannt und lächelte hin und wieder, wie wenn sie sich über einen Scherz amüsieren würde. Das war eine Strategie, die sie immer wieder anwandte: Den Anschein erwecken, als sei alles ganz normal, obwohl sie keine Ahnung hatte, um was es ging. Mit ihrem Charme und ihren strahlenden Augen kam sie mit diesem Verhalten ziemlich weit und es ging immer wieder erstaunlich lange, bis ihre Gesprächspartner merkten, dass da irgendetwas nicht in Ordnung war.

*

Als uns die beiden Hausangestellten am nächsten Morgen das Frühstück brachten, sah meine Mutter fitter aus als ich und fühlte sich vermutlich auch so.

»Schön, wie das warm macht! Findest du auch?«, fragte meine Mutter voller Begeisterung und tätschelte mich dabei. Sie freute sich über das schöne Wetter.

»Weißt du noch? Ich habe dir doch vorgestern gesagt, dass wir an einen Ort reisen würden, wo meistens die Sonne scheint. In der Schweiz ist es jetzt trüb und kalt.«

»Ja, du sagst es«, lächelte meine Mutter und ich wusste nicht, ob sie mich verstand oder nicht. Die Reisschleimsuppe zusammen mit Toast und Konfitüre schmeckte ihr jedenfalls.

Nun war ich gespannt auf den Nachmittag: Würde sich Mutter von Ohm, der thailändischen Betreuerin, hüten lassen, während ich einkaufen ging? Dies war sozusagen der erste große Test. Sowohl für meine Mutter als auch für mich.

Ich erklärte ihr, dass ich kurz in die Stadt müsse. Während meiner Abwesenheit würde eine Freundin bei ihr bleiben. Ich bräuchte höchstens zwei Stunden.

»Wenn du das so siehst...«, sagte sie mir mit einem nachdenklichen Gesichtsausdruck.

Ohm kam pünktlich. Obschon sie offenbar 28 Jahre alt war, erschien sie mir wesentlich jünger. Das lag wohl am zarten asiatischen Körperbau.

»Erinnerst du dich noch? Ohm war doch gestern Abend schon hier.«

»Ja, natürlich! Grüß Gott!«, sagte meine Mutter und streckte Ohm die Hand zum Gruß entgegen. Ohm erwiderte den Gruß und streichelte meiner Mutter die Hand.

»Mutti, ich gehe jetzt kurz in die Stadt und komme dann wieder.«

»Was? Du willst mich mit der da alleine lassen?«

»Du kennst sie ja nun. Ihr könnt zum Beispiel einen Spaziergang machen, draußen im Park.«

»Wie soll ich denn mit ihr sprechen? Die spricht nicht so wie ich.«

Diese erstaunlich klare Aussage meiner Mutter machte mich perplex und entmutigte mich etwas. Also sagte ich ausweichend: »Ach, ihr kommt schon irgendwie klar. Ich glaube, sie versteht ein bisschen Deutsch, und spazieren könnt ihr auch so.«

Das war natürlich geschwindelt, denn Ohm verstand nur wenig Englisch und schon gar kein Deutsch.

»Ich darf jetzt nicht klein beigeben!«, sagte ich mir. Es war ein Spruch, den mir meine Mutter früher oft mit auf den Weg gegeben hatte. Ich musste meine Mutter sozusagen ins kalte Wasser werfen.

»Mach aber schnell!«, forderte sie mich nun besorgt auf.

»Ja, natürlich«, versprach ich ihr.

Ich übergab Ohm ein Deutsch-Thai Lehrbuch. Vielleicht würde es ihr etwas nützen. Dazu Malutensilien. Außerdem ermunterte ich sie, mit meiner Mutter in der kleinen Grünanlage spazieren zu gehen. Aber um Gottes willen keinesfalls in die andere Richtung, auf die große Hauptstraße!

Ich entfernte mich langsam und beobachtete die beiden von Weitem. Sie gingen zuerst spazieren. Richtung Teich. Dann sah ich ein Bild, das ich nie wieder vergessen werde: Meine Mutter stand vor dem Teich, zusammen mit ihrer neuen »Freundin« Ohm. Diese hielt meiner Mutter die Hand und meine Mutter erzählte ihr irgendetwas, wobei sie einen gelösten, fröhlichen und interessierten Gesichtsausdruck hatte. Es war ein äußerst harmonisches und auch rührendes Bild: Zwei Menschen aus unterschiedlichen Kulturen hatten sich gefunden – über alle Sprachbarrieren hinweg! Ich hatte das beruhigende Gefühl, für etwa zwei bis drei Stunden weggehen zu können.

Bei meiner Rückkehr traf ich meine Mutter und Ohm im Haus auf dem Sofa sitzend an. Offenbar waren die beiden mit etwas beschäftigt. Bei näherem Betrachten sah ich, dass meine Mutter das Deutsch-Thai Lehrbuch aufgeschlagen hatte und dabei war, ihrer Schülerin Deutsch beizubringen. Jedenfalls einzelne Wörter und in Mutters eigenwilligen Satzkonstellationen. Ich machte mich nicht sofort bemerkbar und beobachtete diese spannende Situation. Dann hörte ich Mutter langsam und deutlich aus dem Lehrbuch vorlesen. Ohm hörte ihr zu.

»*Edith ist die Schwester von Christian.*
Christian ist der Bruder von Edith.
Klaus ist der Vater von Edith.
Claudia ist die Frau von Klaus.«

»Das ist ein bisschen ein Gestürm!«, war ihr abschließender Kommentar.

»Ein Gestürm«, wiederholte Ohm lernwillig.

Entscheidend war: Die beiden hatten Spaß, verstanden sich und konnten sich gemeinsam beschäftigen. Ich bekam ein beruhigendes Gefühl und war zuversichtlich, dass meine Mutter sich hier in Thailand einleben könnte. Mit Ohm vereinbarte ich, dass sie jeden zweiten Tag jeweils am Nachmittag für drei Stunden meine Mutter betreuen würde.

»Mutti, ich finde das super, was du mit Ohm gemacht hast. Ich wusste gar nicht, dass du auch noch Sprachlehrerin bist.« Ich wunderte mich, dass meine Mutter der Schülerin fehlerfrei vorgelesen hatte.

»Ja, da musst du eben nur …«, meine Mutter verzog das Gesicht und ballte die Faust, »… richtig … Richtig! Du weißt schon.«

»Heute Abend lade ich dich zu einem guten Abendessen ein. Das hast du dir wirklich verdient.«

»Ja, das nehme ich gerne an«, sagte sie voller Stolz.

Jew hatte mir bereits am Vortag gesagt, dass sich in der Nähe ein schönes thailändisches Restaurant befinde. Wir mussten etwa hundert Meter die Hauptstraße entlanggehen. Ich hielt die Hand meiner Mutter fest und führte sie am Rand dieser viel befahrenen Straße entlang. Meine Mutter ließ sich das gerne gefallen. Im Restaurant kümmerten sich vier Angestellte ausschließlich um uns und im Speziellen um meine Mutter. Sie fühlte sich dadurch geehrt und lächelte. Plötzlich fiel mir jedoch auf, dass meine Mutter immer wieder auf die gedeckten Tische schaute und Anstalten machte, Besteck und Geschirr von den Nachbartischen einzusammeln.

»Mutti, lass das nur. Schau, wir können dort sitzen.«

»Ja, ich muss doch schauen … der Dings da.«

Nun begann sie sozusagen das Lokal aufzuräumen: Da war ein Stuhl falsch platziert. Dort musste eine Stuhllehne abgestaubt werden. Die Blumenvase eines anderen Tisches stand auch nicht am richtigen Ort. Und so ging es weiter. Ich versuchte, ruhig zu bleiben und nur im Notfall zu intervenieren. Trotzdem machte ich das Servierpersonal auf Thailändisch darauf aufmerksam, dass meine Mutter leider etwas verwirrt sei. Sie leide an Alzheimer. Eine Serviererin lächelte zuerst meine Mutter und dann mich an.

»Ach, das macht doch nichts, das ist ganz normal bei älteren Menschen.«

In dieser schlichten Aussage liegt viel über die Haltung und den Umgang der Thais mit demenzkranken Menschen verborgen. Der Respekt vor älteren Menschen, die ein Recht auf einen würdigen Lebensabend haben und auch altersschwach werden dürfen. Für die Thais liegt es in der Natur der menschlichen Entwicklung, dass ältere Leute geistig und körperlich abbauen. Demgegenüber betrachten wir in der westlichen Welt Demenzerkrankungen oft als ein pathologisches Krankheitsphänomen, welches im besten Fall in eigens dafür geschaffenen Institutionen in seinen Auswirkungen gemildert werden kann.

Wir saßen also am gedeckten Tisch und meine Mutter war damit beschäftigt, Gegenstände zu untersuchen und diese am richtigen Ort zu platzieren. Ihr Verhalten wirkte sonderbar und etwas befremdlich. Ich war gerade dabei, eine Auswahl der Gerichte für meine Mutter zusammenzustellen, als sie begann, Sandkörner vom Boden aufzuheben, um sie wie Gewürze über die Speisen zu streuen.

Solche Verhaltensweisen mögen anfangs komisch wirken, im Verlauf der Zeit entwickeln sie sich aber immer mehr zum Gesicht dieser Krankheit. Und für die Angehörigen, die Tag für Tag damit konfrontiert werden, gibt es nicht mehr viel zu lachen.

So fiel es mir auch jetzt schwer, auf Mutters Verhalten zu reagieren. Warten hätte zumindest zu einer unappetitlichen Situation geführt. Eingreifen mit Sicherheit die Stimmung verdorben. Diese Mal entschied ich mich trotzdem für die zweite Variante und packte meine Mutter in einem Verzweiflungsakt an beiden Armen. Ihr gelang es aber, gleichzeitig so stark am Tischtuch zu ziehen, dass eine Schale mit gebratenem Huhn, eingelegt in gedünstete Bananenblätter, in hohem Bogen auf den Boden flog.

In schlechter Erinnerung bleibt mir, wie wir uns mit vielen Entschuldigungen aus dem Lokal zurückziehen mussten, weil meine Mutter sich nach meinem Eingreifen nicht mehr beruhigen wollte. In guter Erinnerung bleibt hingegen, dass wir im gleichen Lokal immer wieder schöne Abende verbrachten. Niemand trug hier meiner Mutter irgendetwas nach.

*

Ein paar Tage nach unserer Ankunft verabredete ich mich mit Freunden zu einem Abendessen. Ohm sollte an diesem Abend meine Mutter hüten, die aber damit überhaupt nicht einverstanden war.

»Warum willst du alleine weggehen? Das ist ja allerhand! So etwas hätte ich nie von dir gedacht!«

Ich sollte mich schämen. Sie würde natürlich mitkommen. Ich versuchte ihr beizubringen, dass wir ein anderes Mal wieder zusammen ausgehen könnten. Aber dieses eine Mal hätte ich mit Freunden abgemacht, die ich von meiner früheren Arbeit her kannte. Ich hätte sie schon lange nicht mehr gesehen und sei von ihnen eingeladen worden. Aber meine Mutter zeigte keinerlei Verständnis für mich und trotzte.

In diesem Fall würde sie halt auch ausgehen, sagte sie.

»Du wirst dann schon merken, wie der Wind pfeift!«, warnte sie mich. »Du kannst mich ja nicht so reben... REBEN! Und dann noch meinen, ich würde es so nehmen!«, doppelte sie nach und ich vermutete, dass sie in mir wieder ihren Mann Hans sah.

Inzwischen kam Ohm und begrüßte meine Mutter, die sich alsbald vertrauensvoll an ihre Freundin wandte:

92

»Mach dich bereit! Wir gehen nach Thun!«, kommandierte meine Mutter. »Er da« – sie zeigte mit dem Finger abschätzend auf mich – »geht seinen eigenen Weg.«

Ohm lächelte und ich versuchte, ihr auf Thailändisch den Sachverhalt zu erklären. Meine Mutter reagierte nicht auf meine Erläuterungen in thailändischer Sprache. Sie sprach sowohl mit mir wie auch mit Ohm ihr Berndeutsch, das allerdings immer weniger verständlich wurde.

Manchmal tauchte bei mir der Gedanke auf, dass sie früher so ähnlich mit unserem damaligen Haustier, einem schwarzen Pudel, geredet hatte: einfach, aber bestimmt. Ich verwarf den Gedanken jedoch bald wieder, weil ich ihn irgendwie unpassend fand.

»Wie willst du denn nach Thun? Wir sind hier in Thailand!«

»Das ist doch egal, wir können den Zug nehmen! Wir können auch über Bern fahren.«

Ich verabschiedete mich und versicherte, dass ich bald zurückkommen würde. Meine Mutter hätte ja ihre Freundin bei sich. Es gelang Ohm nicht, die schlechte Stimmung aufzulösen oder meine Mutter davon abzuhalten, sich für ihren eigenen Ausflug umzuziehen. Noch weniger gelang es ihr, mit meiner Mutter etwas zu spielen oder mit ihr im Garten zu spazieren. Mutter konnte wirklich stur an ihren Launen festhalten! Ich schlich mich langsam davon und versteckte mich vor dem Haus hinter einem Busch, um die groteske Situation aus gewisser Entfernung zu beobachten. Wie ich befürchtet hatte, tauchte meine Mutter im schicken Seidenkleid zusammen mit Ohm auf und ging auf das große Tor zu, das direkt zur Hauptstraße führte. Das Tor war natürlich abgeschlossen. Meine Mutter rüttelte daran.

»Mach das hier!«, war die Anweisung an ihre Freundin. Diese schüttelte entschuldigend den Kopf.

»Benimm dich nicht so! Du weißt genau, was ich meine!«, erklärte meine Mutter und rüttelte erneut am Gitter. Ich hatte das Gefühl, eingreifen zu müssen, wusste aber überhaupt nicht, was ich machen sollte.

»Mutti, so warte doch!«

»Ah, jetzt kommt er…. Er!« Meine Mutter schaute Ohm an und zeigte verächtlich auf mich. »Du weißt genau, was ich meine!«

»Kannst du nicht etwas mit deiner Freundin zu Hause machen?«

»So, mach sofort auf!«

Erneutes Hämmern am Tor. Meine Mutter stemmte sich selber gegen das Tor und nahm dabei keine Rücksicht auf ihr schönes Seidenkleid. Das hätte sie früher nie getan, sie, die so großen Wert auf ihr äußeres Erscheinungsbild gelegt hatte.

Ich kapitulierte schließlich, öffnete das Tor und zeigte ihr die stark befahrene Hauptstraße. Das war vermutlich ein Fehler. Sie blickte in Richtung der Lichter von Chiang Mai. Nach wie vor war sie davon überzeugt, dass Thun nicht weit entfernt und entlang der Hauptstraße zu Fuß gut zu erreichen sei. Bis zur Erschöpfung wäre sie marschiert, hätte ich sie nicht mit sanfter Gewalt zurückgehalten. Doch die Stimmung war einmal mehr ruiniert und der geplante Abend mit meinen Freunden fiel ins Wasser.

Ich bemühte mich zwar um Verständnis für meine Mutter, schließlich bin ich ja gelernter Sozialarbeiter, doch gleichzeitig war ich wütend und frustriert. War dies der Dank für das große Abenteuer, das wir gemeinsam unternahmen?

*

Zwischen Ohm und meiner Mutter entwickelte sich zunehmend ein Vertrauensverhältnis und ich konnte mich nun doch hin und wieder zurückziehen oder alleine in die Stadt fahren. Ohm und vereinzelt auch andere Betreuerinnen aus dem Chiang Mai Ram Krankenhaus kümmerten sich während dieser Zeit um meine Mutter.

An den Tagen ohne Betreuerinnen war ich mit Mutter alleine. Ich versuchte, sie auch in meine Vorbereitungen einzubeziehen, in der neuen Heimat längerfristig Fuß zu fassen. Seit zwei Wochen waren wir nun in Chiang Mai und ich hatte den Eindruck, dass sich meine Mutter zunehmend wohlfühlte. Und ich selbst fand hier wesentlich bessere Möglichkeiten zu meiner Entlastung als in der Schweiz.

Die Witwenrente und die AHV-Altersrente meiner Mutter reichten für unseren Lebensunterhalt vorübergehend aus, sodass ich mich mit der Jobsuche nicht beeilen musste, sondern mich voll und ganz auf die Betreuung meiner Mutter konzentrieren konnte.

»Es geht uns beiden doch ganz ordentlich in der neuen Heimat. Findest du nicht auch?«

»Ich habe es dir doch immer gesagt!«, war ihre belehrende Antwort. Nun: Hauptsache, wir waren gleicher Meinung!

»Heute unternehmen wir etwas Besonderes«, sagte ich am Frühstückstisch zu meiner Mutter, die gerade guter Laune war.

»So? Was hast du denn vor?«, fragte sie verschmitzt lächelnd.

»Wir gehen in die Stadt und schauen ein paar Häuser an. Vielleicht gefällt dir das eine oder andere«, erklärte ich ihr etwas salopp.

»Ja was? Tu doch nicht so blöd! Du weißt ja, wo wir zu Hause sind!«, sagte meine Mutter und hielt das Glas verkrampft fest, welches ich ihr wegzunehmen versuchte, weil sie es gerade als Löffel für die Mangofrüchte verwenden wollte.

»Ja, wo sind wir denn zu Hause?«, rutschte es mir heraus und ich realisierte gleichzeitig meinen provokativen Ton.

»Das weißt du ja selber ganz genau!«

»Dann gehen wir doch einfach so in die Stadt. Oder irgendwo anders hin.«

Meine Mutter schmollte jetzt und sagte gar nichts mehr.

Mein Gott, habe ich es wieder falsch gemacht!, haderte ich mit meinem Schicksal und dachte dabei an meinen Vater, der ob solcher Situationen verzweifelt war. Das ziehe ich jetzt trotzdem durch, versuchte ich mir selber Mut zu machen.

»Aha, das ist Ihre Mutter?«, fragte der Taxifahrer. Er lächelte sie an. Sie schmollte zurück.

»Meine Mutter ist alzheimerkrank. Deswegen ist sie manchmal verstimmt«, erklärte ich ihm auf Thailändisch und war froh, dass meine Mutter das Gesagte nicht verstand.

»Ich hatte eine Tante, die auch so war«, sagte der Taxifahrer und lächelte dabei. »Das war auch sehr schwierig. Sie war völlig durcheinander und kannte den Großvater nicht mehr. Mich auch nicht. Und manchmal schlug sie sogar auf meinen Onkel ein. Aber was wollen wir? Manche Leute werden eben so im Alter. Dann müssen wir zu ihnen schauen.«

»Wo ist denn Ihre Tante jetzt?«, wollte ich wissen.

»Die ist schon gestorben. Sie wohnte bei uns in einem kleinen Dorf außerhalb von Chiang Mai. Dann konnte sie plötzlich nicht mehr gehen. Irgendwann bekam sie eine Lungenentzündung. Sie war kurz im Spital und starb dann etwa einen Monat später bei uns zu Hause.«

Meine Mutter öffnete nun die Augen und schaute etwas verschlafen und immer noch schmollend aus dem Fenster. »Nimmanhaemin Road«, sagte der Fahrer in einem Ton, der wohl begeistern sollte. Ich hatte ihm bereits am Vortag gesagt, dass ich ein Haus suche, und er schlug mir darum einige Quartiere vor. Jetzt befanden wir uns in einer kleinen Siedlung mit völlig unterschiedlichen Häusern.

»Komm Mutti, wir schauen das Haus mal an.«

Sie wollte weder sprechen noch aussteigen. An dem Haus, das er mir zeigte, war ein Schild angebracht: »Zu verkaufen oder zu vermieten.« Es war aber ein dreistöckiger Betonklotz und ich hielt es darum für ungeeignet.

Wir fanden keine befriedigende Lösung. Entweder war das Haus zu nahe an einer Hauptstraße, zu groß oder zu klein.

Zwei Tage später fand ich schließlich in »Chiang Mai Land«, dem südlichen Teil der Innenstadt Chiang Mais, ein schlichtes zweistöckiges Reihenhaus. Es schien mir geeignet, weil es an einer wenig befahrenen Nebenstraße lag. Zudem befand sich in der Nähe ein Schwimmbad. Ein Freibad mit Palmen. Da könnten wir doch einziehen, dachte ich.

Weihnachten stand vor der Tür. Die Zeichen waren auch in Thailand weder zu übersehen noch zu überhören. In allen Einkaufszentren wurden nach amerikanischem Vorbild Weihnachtslieder gespielt und Plüsch-Nikoläuse angepriesen. Meine Mutter ließ sich von dieser Vorweihnachtsstimmung beflügeln, die mir selbst zunehmend auf die Nerven ging. »Hast du den gesehen, diesen Dicken da?«, lachte sie und zeigte auf einen ausgestopften St. Nikolaus mit großem Bauch.

»Komm, ich glaube, das reicht. Ich will nach Hause!«, sagte ich ungeduldig und des vielen Rummels überdrüssig.

Zum ersten Mal sollte ich jetzt mit meiner Mutter alleine Weihnachten feiern. Ich dachte wieder an meinen Vater. Von ihm hatte ich merkwürdigerweise erst kurz vor seinem Tod erfahren, dass er an Weihnachten immer sehr gemischte Gefühle gehabt hatte. Ja, wahrscheinlich hatte er diese Zeit nie wirklich gemocht.

Die Erinnerung an das letzte Weihnachtsfest mit meinen Eltern, zwei Monate vor dem Freitod meines Vaters, wurde wieder wach und stimmte mich traurig. Mein Vater war damals in einem Weinkrampf zusammengebrochen. Ich hatte erfolglos versucht, ihn zu trösten und auch Mutter hatte ein paar Tränen verdrückt.

Im Warenhaus in Chiang Mai stolperte meine Mutter über einen Treppenabsatz und wäre beinahe gestürzt, wenn ich sie nicht im letzten Moment hätte auffangen können. Das holte mich wieder in die Gegenwart zurück.

Doch sie lachte nur: »Fast, fast hätte ich getrampt!«

Fortan hielt ich sie fest an der Hand und führte sie zum

Ausgang des großen Airport Plaza-Einkaufszentrums. Ich musste raus aus diesem Rummel. Doch erst jetzt merkte ich, dass ich mir den Standort unseres Wagens im riesigen Parkhaus nicht gemerkt hatte. Ein Hauch von Panik überkam mich. Da ich meine Mutter im Schlepptau hatte, konnte ich weder beliebig lange herumlaufen, noch konnte ich sie irgendwo zurücklassen. Ich tippte auf Stockwerk 5, Sektion C, Reihe 8, 5C8. Oder war es 8C5? Der erste Tipp war falsch.

»Wir müssen noch einmal in den Lift«, sagte ich zu Mutter und wollte mir meinen Ärger nicht anmerken lassen. Meinen Ärger über den Weihnachtstrubel, über meine eigene Dummheit und meine Mutter, die alles so kompliziert machte.

»Hans, wo willst du denn hin?«

»Ich weiß nicht mehr genau, wo wir das Auto gelassen haben. Jetzt müssen wir ein bisschen suchen.«

Der zweite Tipp war auch falsch.

»Verdammt noch mal!«

»Du tust blöd, Hans!«

»Dann sag mir doch, wo das verdammte Auto ist!«, gab ich wütend zurück.

Jetzt schlug die Stimmung um: Meine Mutter war plötzlich still und hatte einen traurigen Gesichtsausdruck. Sofort tat sie mir unendlich leid. Und in diesem Wechselbad der Gefühle schleppten wir uns durch das Parkhaus.

Nach einer halben Stunde fanden wir das Auto. Es war in 5D8.

*

»Sali Martin! Das ist aber eine Überraschung!«

Weil Weihnachten vor der Tür stand, rief ich meine Tante Margrit an.

»Wie geht es euch?«, fragte sie.

»Wir sind gerade von einem Ausflug zurückgekommen. Heute waren wir auf dem Doi Inthanon, dem höchsten Berg

Thailands, 2550 Meter über Meer. Mutter hatte keine Probleme mit dem Höhenunterschied. Obwohl es in dieser Höhe für sie kritisch sein kann, wenn du dich erinnerst, wie sie im Oberengadin einmal einen Kollaps erlitt.«

»Ach ja, das ist aber schön. Martin, kommst du gut zurecht mit ihr?«

»Ja, es geht eigentlich erstaunlich gut. Wir haben sehr nette Leute um uns und die Betreuerinnen können sehr gut mit Mutter umgehen. Moment, du kannst gleich mit ihr sprechen.«

Meine Mutter saß auf dem Sofa, lauschte gespannt dem Gespräch und wusste wohl, dass am Telefon jemand zu hören war, den sie kannte.

»Hallo, da ist Fräulein Hodler.«

Ich hörte zum ersten Mal, dass sich meine Mutter mit ihrem Mädchennamen meldete. Das wäre wohl etwa vor 50 Jahren, vor ihrer Heirat, korrekt gewesen. Ich hörte Margrit Hodler am anderen Ende lachen. Dann fuhr meine Mutter fort: »Ja, ich sage dir, es ist tatsächlich schön. Hans ist ganz übermütig. Wir waren heute den ganzen Tag im Dings.«

Ich nahm den Hörer wieder zu mir, meine Mutter wurde plötzlich traurig und wischte sich eine Träne weg.

»Margrit«, sagte ich zu meiner Tante, »ich kann jetzt wirklich sagen, dass es uns gut geht. Ich möchte für die nächste Zeit mit ihr hierbleiben.«

Meine Tante verstand es gut.

Trotz meiner anfänglichen Zweifel und Ängste fühlte ich mich seit der Ankunft in Thailand erleichtert und entspannt. Das hatte auch mit der Stimmung in diesem Land zu tun: Dadurch, dass die Thais das Leben mit viel mehr Gelassenheit angehen, entsteht viel weniger Stress.

An diesem ersten Weihnachtsfest in Thailand brachte ich es nicht übers Herz, auf eine Feier zu verzichten. So zündete ich zu Hause mit meiner Mutter drei Kerzen an. Eine für sie, eine für mich und die dritte für meinen Vater. Es war ein trauriger Abend.

Das Jahr 2002, in dem sich so vieles für uns verändert hatte, ging dem Ende entgegen. Wir waren inzwischen umgezogen und das liebliche Quartier »Chiang Mai Land« sagte meiner Mutter zu.

»Gehen wir ins Schwimmbad?«, fragte ich sie seit unserer Ankunft fast täglich.

»Ja, gerne«, antwortete sie meistens.

Nach einem zehnminütigen Spaziergang waren wir in einer öffentlichen Badeanstalt. Meine Mutter war auch in der Schweiz immer gerne ins Schwimmbad gegangen. Doch statt der Aare, dem Fluss, der zwischen Thun und Bern in kräftiger Strömung direkt an der Badeanstalt von Münsingen vorbeifließt, standen hier Palmen, und im Hintergrund war das lebhafte Stimmengewirr eines Marktes zu vernehmen.

Ich saß mit ihr im Restaurant des Schwimmbads und nippte an einem frisch gepressten Zitronensaft, der auch meiner Mutter ausgezeichnet schmeckte.

»Gefällt es dir hier?«

»Ja, natürlich.« – »Das kennen wir ja«, fügte sie nach einer Pause noch hinzu.

»Stimmt, wir waren ja gestern auch schon hier.«

»Man könnte meinen, wir wären neu hier. So, wie du sprichst«, sagte meine Mutter und schüttelte den Kopf über meine merkwürdigen Aussagen. »Diesen Platz kenne ich schon lange«, schob sie noch nach.

»Ach ja? Interessant. Mit wem warst du denn schon hier?«

»Mit Mutti, mit Grosi und mit Hans natürlich«, klärte sie mich ganz sachlich auf.

»Und es sieht immer noch gleich aus hier?«

»Ja.«

Ich selber hatte auch plötzlich Bilder der Badeanstalt in Münsingen vor meinem geistigen Auge. Es waren Kindheitserinnerungen. Vermutlich wähnte sich meine Mutter hier in Chiang Mai Land tatsächlich in der Badeanstalt von Münsingen. Mir fiel bereits am Vortag auf, wie sie sich selbstsicher das Badetuch über die Schulter legte und nach einem freien Platz Ausschau hielt. Genauso wie vor vielen Jahren in Münsingen.

»Sawasdee khaa«, sagte Ohm mit breitem Lächeln, als sie zusammen mit einer Freundin an unseren Tisch kam. Beide trugen eine Sporttasche und hatten vor, mit meiner Mutter ins Wasser zu gehen.

»Schön!«, sagte Ohm zu meiner Mutter und zeigte auf das farbige Seidenhemd, welches meine Mutter über dem Bade-anzug trug. Meine Mutter dankte lächelnd.

»Ja, das ist jetzt eine Überraschung. Ich habe gerade zu Hans gesagt, dass es Zeit ist, um ehm …«

Ohm war es inzwischen gewohnt, die Worte meiner Mut-ter nicht zu verstehen. Sie registrierte viel mehr ihre Stim-mung, die im Moment sehr gut war.

»Wollt ihr mit Mutti tatsächlich schwimmen gehen?«

Beide nickten eifrig und fanden das Vorhaben offenbar lustig.

»Mutti, willst du mit den beiden mal ins Wasser gehen?«

»Ja, klar.«

So machten sich die drei auf den Weg zur Umkleideka-bine. Die beiden nahmen Mutter in ihre Mitte, was sie sicht-lich genoss.

Das Schwimmbecken war etwa fünfzig Meter lang und zwanzig Meter breit. Da es bereits Nachmittag war, spielten auch viele Kinder im Nichtschwimmerbereich.

Ohm und ihre Freundin führten meine Mutter nun zum Schwimmbecken. Offenbar hatten sie Spaß miteinander. Die beiden kicherten und meine Mutter lachte zurück. Behutsam half Ohm ihr die Leiter hinunter, während ihre Freundin mit einem Ball bereits im Wasser war. Das Wasser reichte ihr ge-rade bis zum Bauch. Ich lehnte mich etwas zurück und las eine Zeitung.

»Khun Martin! Khun Martin!«, hörte ich Ohm plötzlich

rufen. Ich sprang auf und rannte zum Schwimmbecken. Dort sah ich Ohm und ihre Freundin im Kinderbereich stehen. Sie zeigten auf meine Mutter, die ihnen davonschwamm. In den tiefen Bereich des Schwimmbeckens.

»Warum schwimmt ihr nicht hinterher?«, rief ich den beiden zu.

»Wir können nicht schwimmen!«

✻

Silvester. Den Übergang ins neue Jahr wollte ich ohne meine Mutter feiern. Ohm würde am Abend zu uns kommen und sie bis zum Neujahrsvormittag betreuen. Tagsüber war ich aber noch alleine mit meiner Mutter und überlegte, was ich ihr bieten könnte. Warum bringe ich sie nicht irgendwohin?, fragte ich mich und dachte an die vielen Wellness-Angebote in Chiang Mai.

»Mutti, heute bekommst du eine Massage. Du wirst dich wunderbar entspannen können.«

Meine Mutter schaute mich skeptisch an.

»Ja, das ist auch … eine Sache«, sagte sie.

Ich deutete diese Aussage als Einverständnis. Der Verkehr hatte über die Festtage zugenommen und war auch nicht ganz ungefährlich. Deshalb zog ich es vor, ein Angebot im Quartier zu nutzen, das innerhalb von fünf Minuten zu Fuß erreichbar war.

»Sawasdee krap«, begrüßte ich die fünf Damen, die vor einem Friseur- und Massagesalon saßen.

»Es geht um meine Mutter. Könnten Sie ihr die Haare waschen, ein bisschen scheiden und …«

Zwei der Angestellten hatten meine Mutter bereits an den Armen genommen und führten sie zu einem Frisierstuhl.

»Abenrand, Abenrand«, sagte sie und zeigte auf ihre Haare. Weder ich noch die Angestellten verstanden die Bedeutung des Gesagten. Aber das störte eigentlich niemanden.

»Wir schneiden ihre Nägel und lackieren sie. Will Ihre Mutter auch eine Massage?«

»Könnten Sie ihr zuerst die Haare machen, dann Maniküre und am Schluss noch eine Massage?«, fragte ich auf Thailändisch.

»Selbstverständlich.«

»Mutti, sie waschen jetzt zuerst deine Haare und dann schneiden und lackieren sie deine Nägel. Und zum Schluss gibt es noch eine Massage.«

»Ah ja?«, sagte meine Mutter und lachte vergnügt. Ich wusste jetzt, dass ich im gegenüberliegenden Restaurant in aller Ruhe essen konnte, ohne ständig auf das Verhalten meiner Mutter achten zu müssen. Wunderbar!

»Kommen Sie, Frau Mutter … bitte kommen Sie«, sagten die Angestellten. Es waren nun schon derer vier, die meine Mutter sanft zum Haarwaschbecken hinlenkten.

»Ich gehe nur schnell etwas essen. Ich komme gleich wieder!«, rief ich meiner Mutter im Hinausgehen zu. Sie reagierte nicht, und das war gut so.

Als ich nach einer Stunde zurückkam, saß sie auf dem Frisierstuhl vor dem Spiegel, begutachtete prüfend ihre neue Frisur und zeigte mir stolz die leuchtend roten Fingernägel.

»Schön, schön!«, sagte ich bestätigend zu meiner Mutter. Sie war sichtlich zufrieden.

»Das haben Sie wunderbar gemacht!«, lobte ich die Angestellten.

Dann ging es zur Massage.

»Schau Hans, wie der das macht!«, rief sie mir zu, als eine Masseuse die Beine meiner Mutter zu kneten begann.

»Die machen das gut«, sagte sie nun und schaute der Masseuse ins Gesicht, die ihren Blick freundlich erwiderte. Meine Mutter schaute die Masseuse weiter an. Die Masseuse wich dem Blick nicht aus.

»Das ist spezial, spezial!«, freute sich Mutter. »Ihr seid ein Spezialist, ein Spezialist!« Dazu lachte sie laut vor Vergnügen.

Die ganze Stadt war in Feststimmung. Der letzte Abend des alten Jahres.

Obwohl ich mitten in einer ausgelassenen Gesellschaft saß, wurde ich sehr nachdenklich. Ich ließ mir die vergangenen Monate nochmals durch den Kopf gehen. Es war viel passiert in diesem Jahr. Mein Vater hatte uns verlassen und mit meiner Mutter war ich daran, ein neues Leben aufzubauen.

Einige der Gäste in dem Restaurant kannte ich oberflächlich, denn ich war gelegentlich auch schon mit meiner Mutter hier gewesen.

Im hinteren Teil des Restaurants arbeitete Som, eine knabenhaft wirkende junge Frau, die jeden Abend hier war und die Kasse betreute. Ich wusste, dass Som mit diesem Job nicht sehr zufrieden war.

»Martin, warum bist du alleine hier? Wo ist deine Mutter?«, fragte sie.

»Ihr war ein bisschen schwindlig heute. Eine Betreuerin ist bei ihr«, sagte ich der Einfachheit halber. Doch noch während ich die Worte aussprach, kam mir eine andere Idee: »Meine Mutter scheint dich sehr gerne zu mögen. Könntest du dir vorstellen, sie zu betreuen?«

»Meinst du, das würde klappen?«, fragte mich Som etwas unsicher.

»Ich kann es mir gut vorstellen, so wie meine Mutter auf dich reagiert. Hast du denn schon ältere Menschen betreut?«

»Ja, sicher. Meine Tante, bei uns im Dorf. Sie war halbseitig gelähmt. Aber mit Ausländern habe ich keine Erfahrung.«

»Machen wir morgen einen Neujahrsausflug? Dann lernst du meine Mutter besser kennen.«

»Einverstanden!«

»Sawasdee Pee may! Happy new year!«, ertönte es überall um Mitternacht.

*

104

Am 1. Januar 2003 unternahm ich mit meiner Mutter den besagten Neujahrsausflug an einen nahe gelegenen See. Som und drei ihrer Freundinnen begleiteten uns. Am Ufer des Sees waren Holzflöße befestigt, auf denen man picknicken konnte.

»Um Gottes willen!«, schrie meine Mutter, als Som eine Schale mit jungen, noch lebenden Garnelen öffnete. »Tanzende Garnelen« sind eine nordthailändische Spezialität: Die kleinen, larvenartigen Tierchen werden in eine verschlossene Schale gelegt. Beim Öffnen der Schale springen sie in die Luft. Dann schließt man den Deckel wieder und schüttelt das Gefäß, bis die Tierchen betäubt und essbereit sind. Ich konnte mich nie für diese lokale Delikatesse begeistern.

»Du bist ein Grüsel!«, sagte meine Mutter zu Som.

»Mutti! Very good!«

»Das ist blöd!« Meine Mutter verzog das Gesicht und lachte.

Som und Mutter verstanden sich bestens. Die »Kontaktaufnahme« schien zu funktionieren. Som nahm sich meiner Mutter mit großer Selbstverständlichkeit an und nannte sie bereits »Mutti«.

»Es ist jetzt etwas im Gange«, sagte meine Mutter plötzlich und deutete auf ihren Bauch. Ich kannte die Bedeutung, war mir aber gleichzeitig darüber im Klaren, dass der Ort für ein Geschäft dieser Art höchst unpassend war. Toiletten waren an diesem Ausflugsziel erstens rar und zweitens primitiv ausgestattet.

»Ich bringe Mutti auf die Toilette«, sagte Som.

»Meinst du, das geht hier?«

»Da drüben ist eine Toilette, natürlich geht das!«

Sie nahm meine Mutter an der Hand und lächelte ihr zu. Diese folgte ihr anstandslos und ließ sich zur Toilette führen. Ich wusste, dass Thais in öffentlichen Lokalitäten oft gemeinsam zur Toilette gingen. Doch ich war erstaunt und sehr zufrieden, wie meine Mutter Soms Begleitung annahm.

»Das war jetzt also Magen. Magen!«, sagte meine Mutter

nach dem Toilettengang und deutete auf ihren Bauch. Ich sah ihr an, dass sie sich erleichtert fühlte. Som hatte das offenbar gut gemacht.

»Bei unserem Ausflug ist mir aufgefallen, dass meine Mutter sehr gut auf dich anspricht«, sagte ich zu Som, als wir im Restaurant, wo sie arbeitete, einen Papayasalat verspeisten.

»Es hat mir auch Spaß gemacht. Ich mag Mutti sehr«, sagte mir Som und lachte dabei vergnügt.

Som war 23 Jahre alt. Sie war in einem Dorf etwa 50 Kilometer außerhalb Chiang Mais aufgewachsen. Bereits in jungen Jahren musste sie die Erziehung ihres acht Jahre jüngeren Bruders übernehmen, weil die Eltern als Gastarbeiter nach Taiwan ausgewandert waren. Zur Familie gehörten auch Tanten, Onkel und Großeltern, die in dem abgelegenen Dorf keiner Erwerbstätigkeit nachgehen konnten. Die Versorgung und der Zusammenhalt der Familie sind in Thailand ausgesprochen wichtig. So kam es, dass Som schon sehr früh zum Einkommen der Familie beitragen musste. Zum Teil auf Kosten ihrer eigenen Schulbildung. Trotzdem schaffte sie es, die Grundschule abzuschließen.

»Übermorgen kannst du als Betreuerin meiner Mutter bei uns anfangen«, sagte ich Som.

»Vielen Dank, Martin! Das freut mich sehr. Ich werde nett mit deiner Mutter umgehen. So, als wäre es meine eigene Mutter.«

»Ja, ich habe schon gesehen, wie sehr du dich um sie bemühst.«

Ich bin immer wieder überwältigt, wie Thailänderinnen und Thailänder ältere Menschen behandeln. Wie zärtlich sie mit Berührungen aufeinander zugehen.

Als ich dies Som sagte, antwortete sie: »Ja, und? Das ist doch normal.«

»Ja, bei euch schon, aber dort, wo ich herkomme, ist das ganz anders!«

»Wirklich?«, lachte Som. Sie war noch nie außerhalb Thailands gewesen und hatte keine Vergleichsmöglichkeiten. Die Filme und Darstellungen über die westliche Welt, die im thailändischen Fernsehen ausgestrahlt werden, geben – wie so oft – nur ein verzerrtes Bild ab.

Im Zentrum der thailändischen Gesellschaft steht die Familie. Kein Wunder also, dass die Nähe zu anderen Menschen über Verwandtschaftsgrade definiert wird: Ich zum Beispiel könnte der »Onkel« von Som sein, sagte sie mir, obwohl ich mich doch viel lieber als »älterer Bruder« gesehen hätte …

Das ausgeprägte Harmoniebedürfnis der thailändischen Gesellschaft und die Herzlichkeit im Umgang miteinander führen auch dazu, dass die Thais sich viel öfter berühren als Europäer. Für unsere Pflegerinnen ist es selbstverständlich, ihre Gäste an der Hand zu führen, sie zu streicheln oder in den Arm zu nehmen. Verhaltensweisen, die – vorsichtig ausgedrückt – in europäischen Heimen nicht wirklich üblich sind.

*

»Hier im oberen Stockwerk sind drei Zimmer. Links das Zimmer meiner Mutter. Die Matratze in der Ecke ist für die Betreuerin, die während der Nacht da ist. Also auch für dich, wenn du Nachtdienst hast. Im Zimmer gegenüber bin ich. Und dann gibt es noch ein Gästezimmer.« Es war Soms erster Arbeitstag als Betreuerin meiner Mutter und ich zeigte ihr unsere Wohnung.

»Er hat das halt so gemacht«, erklärte meine Mutter Som, als würde sie nachsichtig das Verhalten eines kleinen Knaben kommentieren, und zeigte dabei auf die Matratze für die Betreuerin in ihrem Zimmer.

»Som wird vielleicht zwischendurch auch hier schlafen. Das kann sie doch?«, fragte ich. Denn es war klar: Mutter brauchte rund um die Uhr Betreuung.

Als wir so in diesem Zimmer standen, schoss es mir durch den Kopf, dass meine Mutter hier nicht nur ihren Lebensabend verbringen, sondern auch sterben könnte. Ich erinnerte mich an Gespräche mit dem Hausarzt in Münsingen. Dabei thematisierten wir auch die Lebenserwartung meiner Mutter. Es war mir bewusst, dass der Tod durch ihre Krankheit in eine beängstigende, greifbare Nähe gerückt war. Ich musste mich damit auseinandersetzen. Und ich konnte mir vorstellen, meine Mutter hier in den Tod zu begleiten, hier in diesem Zimmer.

Nun hatte ich Som fest angestellt, die mich bei der Betreuung meiner Mutter wesentlich entlastete. Ohm und zwei weitere Krankenschwestern betreuten meine Mutter zusätzlich sporadisch.

Nach und nach fiel mir auf, dass der Gang meiner Mutter auf die Toilette nicht mehr reibungslos funktionierte. Sie war noch nicht inkontinent und spürte, wann sie auf die Toilette musste und welches »Geschäft« sie zu erledigen hatte. Mühe bereitete ihr jedoch der Ablauf der einzelnen Tätigkeiten. Dies fing schon an, wenn sie das Badezimmer betrat. Oft blieb sie beim Lavabo vor der Toilette stehen und wusste nicht mehr weiter. Von mir ließ sie sich immer weniger sagen. Vermutlich ist es für demenzkranke Menschen wirklich unangenehm, sich immer und überall korrigieren zu lassen. Nichts machte man richtig!

In den Nächten, in denen ich mit meiner Mutter alleine zu Hause war, entwickelte ich eine Methode, um ihre Bewegungen zu spüren und notfalls eingreifen zu können. Ich spannte eine Schnur zwischen ihrer Zimmertür und meinem Kopfkissen. Wenn sie nun ihre Tür öffnete, spürte ich ein Ziehen an meinem Kissen. Diese Methode bewährte sich anfangs sehr gut und ich konnte ihr einmal zuvorkommen, als sie mitten in der Nacht die Treppe hinuntersteigen wollte. Doch leider kam sie mir irgendwann auf die Schliche und entfernte die Schnur.

So wurde ich denn eines Nachts statt durch ein Ziehen der Schnur durch einen unangenehmen, säuerlichen Geruch geweckt. Meine Schlafzimmertür öffnete sich und Mutter lächelte in mein Zimmer hinein. Ein liebevolles Lächeln, welches mir vertraut war. Sie begrüßte mich mitten in der Nacht mit dem Satz: »Du, ich sage dir, jetzt hatte ich ganz arg viel zu tun.« Dieser Spruch war mir sehr vertraut und weckte in mir eigentlich eher angenehme Erinnerungen. »Arg viel zu tun« – das hatte sie früher immer nach größeren Anstrengungen gesagt, etwa wenn sie gerade das Treppenhaus gereinigt hatte. So schien alles in Ordnung, nur dass ich wieder diesen widerlichen Geruch wahrnahm. Ich musste aufstehen und nachschauen.

Was ich dann antraf, war einfach schockierend. Im Zimmer meiner Mutter waren der Boden und die Wände mit Kot verschmiert. Ihre neue Stoffmütze, die wir auf dem Sonntagsmarkt gekauft hatten und die sie mit Stolz trug, war verdreckt. Überall Kotspuren! Im Korridor. An den Vorhängen, überall. Als grotesker Kontrast zu diesem stinkenden Chaos stand meine Mutter gelassen im Raum und war erstaunt über meine heftige Reaktion. Die einzige kotfreie Zone war mein Zimmer.

»Bitte bleib, wo du bist und beweg dich nicht! Ich muss überlegen, wie wir da vorgehen. Es stinkt und es ist verdammt noch mal drei Uhr morgens«, jammerte ich vor mich hin, mit Gefühlen zwischen Wut und Selbstmitleid. »Mach jetzt genau, was ich dir sage!«, herrschte ich sie an. »Jetzt gehen wir zuerst ins Badezimmer! Und rühre ja nichts an.«

Meine Mutter befolgte zerknirscht meine Anweisungen, als hätte sie den Ernst der Lage verstanden. Ich war verzweifelt, wütend und traurig. Ein weiteres Wechselbad der Gefühle: Mutter tat mir unendlich leid und gleichzeitig war ich wütend auf sie.

Nachdem ich meine Mutter gründlich sauber gerubbelt hatte, setzte ich sie auf mein Bett und sagte ihr eindringlich und drohend, dass sie auf keinen Fall ihren Platz verlassen dürfe. So saß sie still da. Von mir zurechtgewiesen. War ich zu hart mit ihr? Sie konnte doch nichts dafür! Dieses ständige Ringen mit mir selbst über das korrekte Verhalten in schwierigen Situationen war belastend. Ich brauchte drei Stunden, bis ich das Haus geputzt hatte. Um acht Uhr morgens kam Som, um mich abzulösen. Der Gestank haftete noch ein paar Tage in der Wohnung. Diese unschöne Szene zeigte mir mit unglaublicher Wucht auf, wie Angehörige von Demenzkranken gefordert und überfordert sein können.

Die Tage vergingen und es kam mir immer öfters so vor, als lebte ich mit meiner Mutter schon lange hier. Unser Alltag bestand aus einer Vielzahl kleiner Freuden und Ereignisse. Es gab Tage, an denen meine Mutter ganz vernünftig und rational agierte: »Jetzt ist aber Schluss!«, hörte ich sie einmal schreien. Sie stand auf der Straße zwischen Som und deren Freundin, die uns des Öfteren besuchte. Das abendliche Federballspiel hatten sie unterbrochen und es sah tatsächlich so aus, als wären die beiden Thaländerinnen aneinandergeraten.

»Ich habe gesagt Schluss!«, rief Mutter nochmals.

Ich hatte sie schon lange nicht mehr so bestimmt und deutlich Klartext sprechen hören. Sie stellte sich wie ein Schiedsrichter mit ausgestreckten Armen zwischen die beiden Streithähne, woraufhin diese ihren Zwist aufgaben und etwas beschämt lächelten.

Am 25. Februar 2003 jährte sich zum ersten Mal der Todestag meines Vaters. Ironischerweise war es gleichsam auch Soms Geburtstag. »Happy birthday, Som!«

»Ja, das ist beber. Beber!«

Meine Mutter übergab Som den Blumenstrauß, den wir eben auf dem Markt gekauft hatten. Som wurde 24 Jahre alt.

»Wir gehen jetzt alle drei zusammen in den Tempel und machen tam boon«, sagte das Geburtstagskind.

Im buddhistischen Thailand ist es Brauch, an speziellen Tagen, besonders auch an Geburtstagen, im Tempel den Mönchen Opfergaben zu überreichen. Wir taten dies auch in Gedenken an meinen Vater.

Es war die Ironie des Schicksals, dass die beiden Ereignisse auf den Tag zusammentrafen. Wie nahe Geburt und Tod doch beieinanderlagen, dachte ich.

*

10. März 2003. Wir waren nun sei vier Monaten in Thailand und es war klar, dass wir hierbleiben würden. Also reiste ich nochmals in die Schweiz zurück, um die Wohnung meiner Eltern zu räumen und für meine Cousine Platz zu machen. Der Anblick all der toten Gegenstände mit den vielen lebendigen Erinnerungen war nicht einfach für mich. Ich weinte um meinen Vater, der die letzten Jahre in trauriger Einsamkeit verbringen musste, und um meine Mutter, die ihre Selbständigkeit und ihre Klarsicht verloren hatte.

Und ein bisschen weinte ich auch um meine eigene verlorene Kindheit. Denn vielleicht ist es ja tatsächlich so, dass Kinder erst mit dem Tod der Eltern richtig erwachsen werden.

»Mutti, hörst du mich?«

»Hallo, wer ist da?«

»Hallo Mutti! Ich bin es, Martin. Hörst du mich?«

»Hörst du mich. Hörst du mich. Komm, nimm den da.«

Die Stimme meiner Mutter klang fremd und weit entfernt. »Som, halte bitte meiner Mutter den Telefonhörer hin.«

»Was ist denn das?«, hörte ich sie sagen und stellte mir vor, wie sie ungläubig den Telefonhörer musterte und nicht verstand, was da vorging.

»Mutti, hörst du mich jetzt? Der Martin ist am Telefon! Dein Sohn!«, hakte ich nach.

»Ja, sälü! Wo bist du?« Endlich hörte ich die vertraute Stimme meiner Mutter.

»Du, ich bin jetzt gerade in Münsingen.«

»Ja? Das ist ja wunderbar! Dann können wir uns ja treffen!«

Das tägliche Telefongespräch mit meiner Mutter war für mich ein wichtiges Ritual. So konnte ich mein Gewissen etwas beruhigen, weil ich sie alleine in Thailand zurückgelassen hatte.

Das Aufräumen der Wohnung glich einem schmerzlichen Dauerlauf durch unsere Familiengeschichte. Wohl hatte ich mir vorgenommen, nach einem engen Fahrplan vorzugehen, doch verlor ich mich immer wieder beim Lesen von Briefen oder dem Betrachten alter Fotos.

Ich fand einen Brief meines Vaters vom 26. August 1994. Er hatte ihn mir geschrieben, als ich in Thailand für »Ärzte ohne Grenzen« arbeitete.

»Lieber Martin, es ist immer wieder ein unbeschreiblich schönes, glückliches Gefühl, mit Dir in brieflichem Kontakt zu sein. Wir sind sehr dankbar, dass es Dich gibt. Du wirst verstehen, dass Du als einziger Sohn in unserem Herzen einen großen Platz einnimmst. Dementsprechend nehmen wir auch immer gerne an Deinem Tun und Lassen teil.«

Das Einzelkind stand nun alleine vor dem riesigen Berg. Alleine mit Verlust und Trauer. Das Verantwortungsgefühl meinen Eltern gegenüber war vermutlich der Hauptgrund, dass ich nach meiner ersten Anstellung in Thailand wieder in die Schweiz zurückgekehrt war. Eigentlich wollte ich damals schon dortbleiben.

Obwohl ich vor meiner Abreise eine Rundum-Betreuung für Mutter organisiert hatte, blieb doch eine große Unsicherheit. Würden die Betreuerinnen in einem Notfall richtig reagieren? Wie schrecklich, wenn ausgerechnet während meiner Abwesenheit etwas passieren sollte. Es waren nur drei Wochen. Ein paar Tage. Ein Augenblick nur. Eine Ewigkeit.

»Mutti, ich habe alles erledigt. Ich fliege morgen wieder zurück nach Hause!«

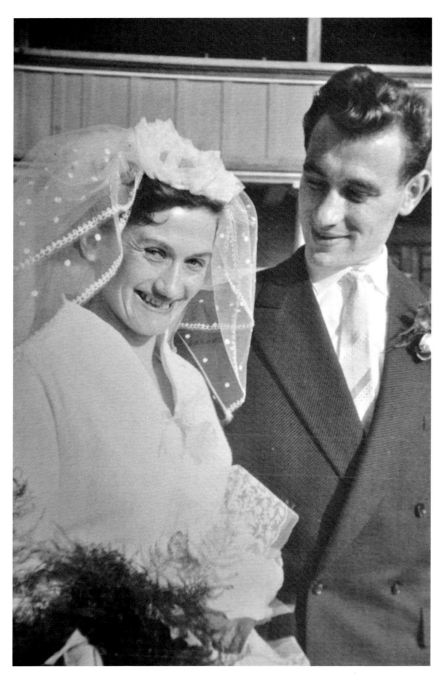

Margrit und Hans Woodtli: Das junge Paar am Tag der Hochzeit.

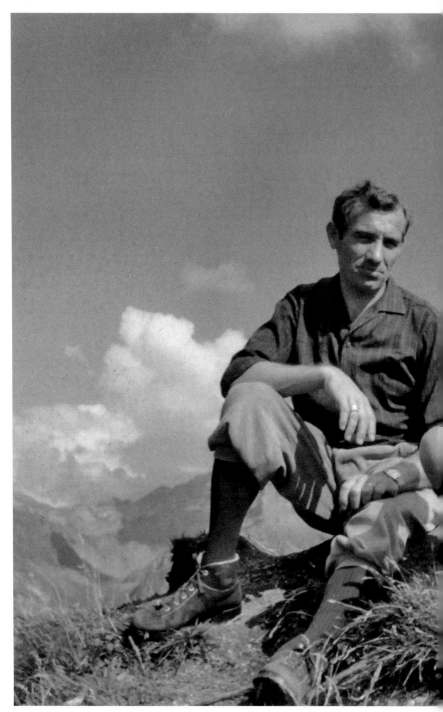

Hans Woodtli zeigt seinem Sohn Martin die Bergwelt.

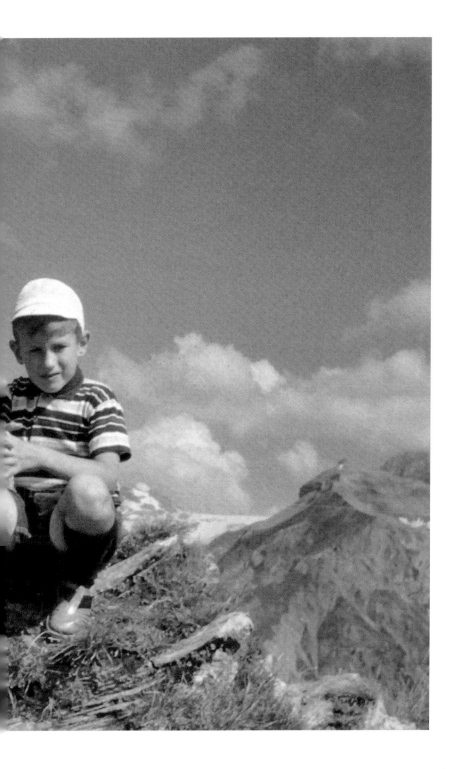

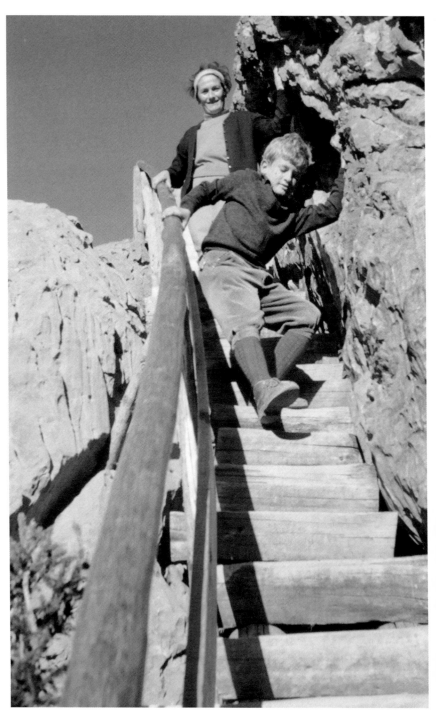

Familie Woodtli während einer Wanderung in der Lenk.

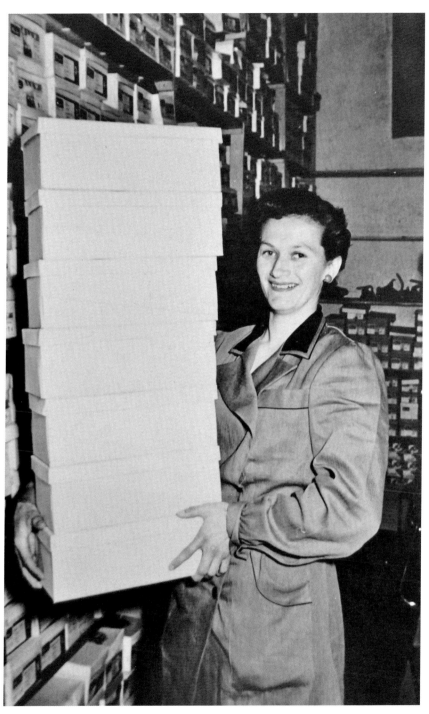

Margrit Woodtli: Die gelernte Schuhverkäuferin hat Freude bei der Arbeit.

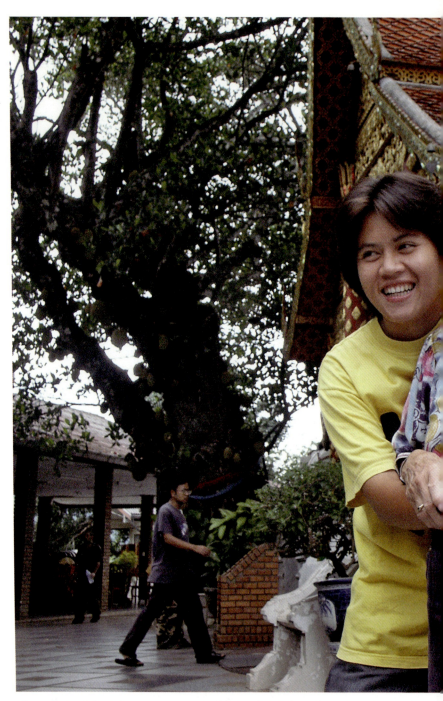

Margrit Woodtli mit ihrer Betreuerin Som beim Doi Suthep-Tempel in Chiang Mai: »Hier kommen wir schon seit Jahren her«, sagte Frau Woodtli.

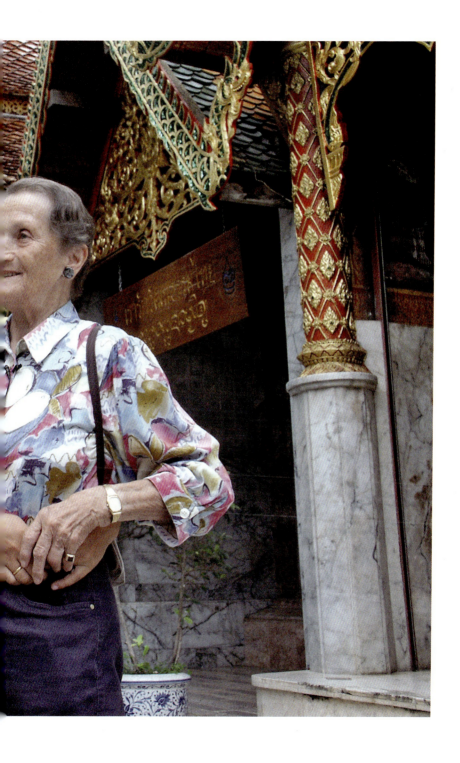

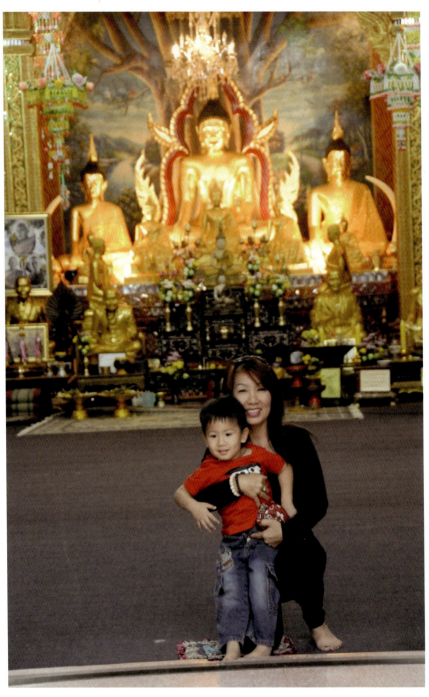

Martin Woodtlis Frau Nid mit Sohn Pepino nach den Opfergaben
im Dorftempel von Faham Village.

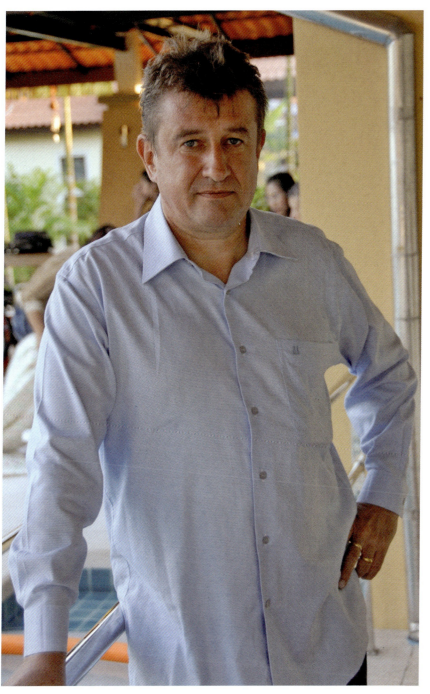
Martin Woodtli: Betriebsleiter von Baan Kamlangchay und Familienvater.

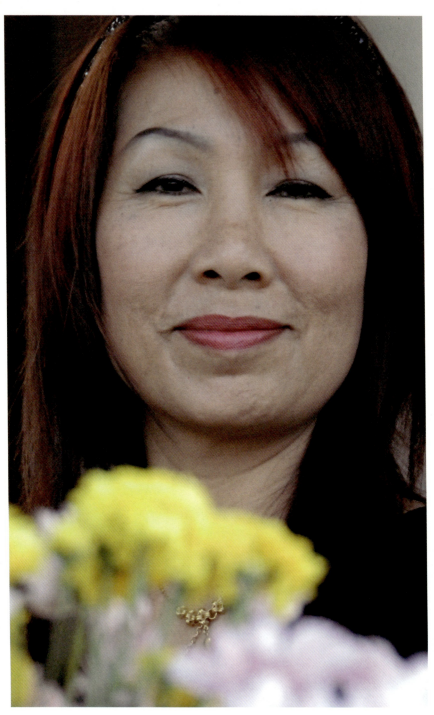

Areewan (Nid) Woodtli: Engagiert sich mit Herzblut für Baan Kamlangchay.

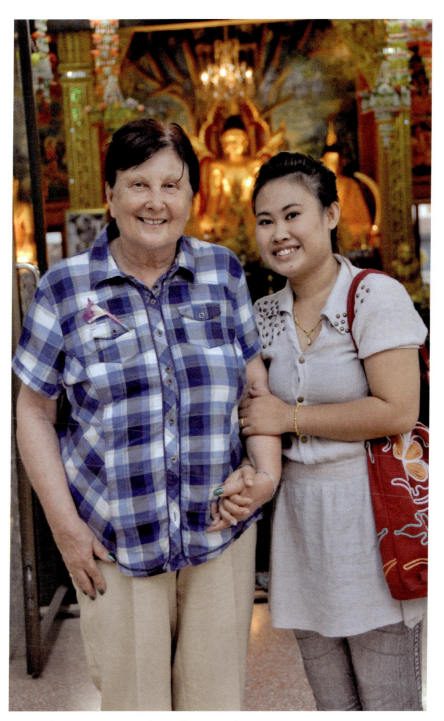

Gast und Betreuerin im Dorftempel: Zwei Welten – ein Herz.

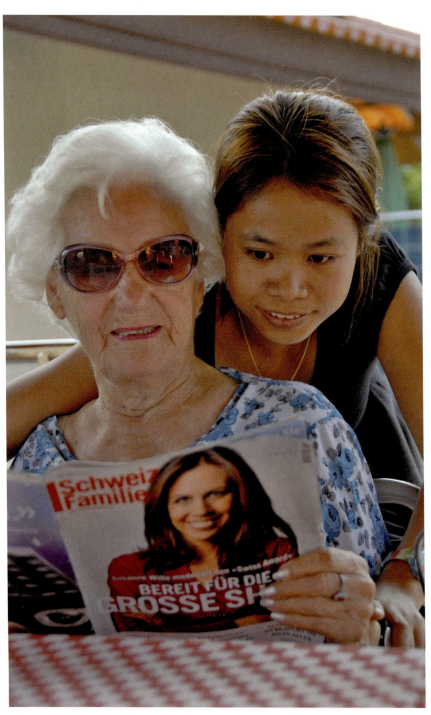

Elisabeth und La: Vom fernen thailändischen Park aus ein Blick in die Schweiz.

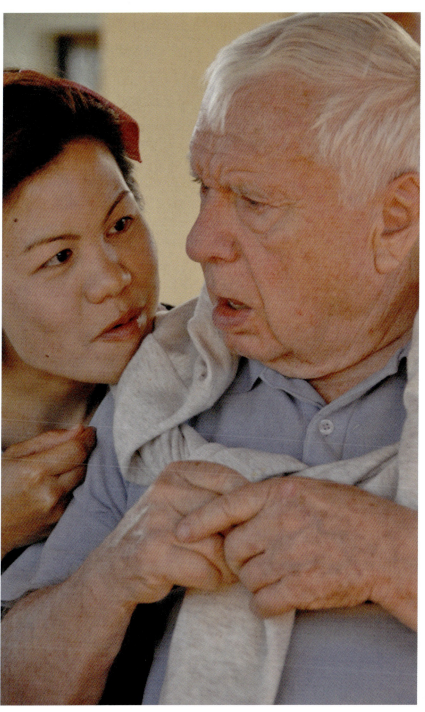

Bernard mit seiner Betreuerin May: Zuwendung bewegt viel.

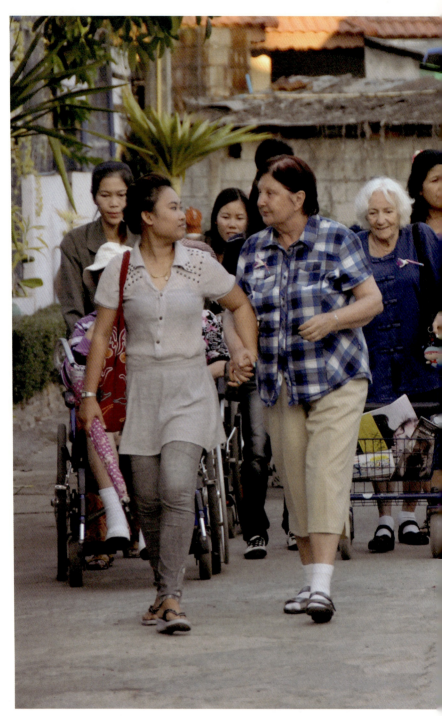

Die Baan Kamlangchay-Familie auf dem Weg zum Dorftempel.

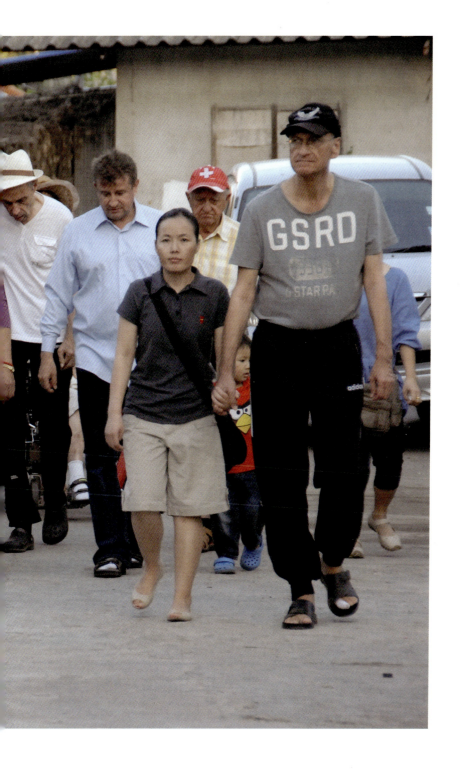

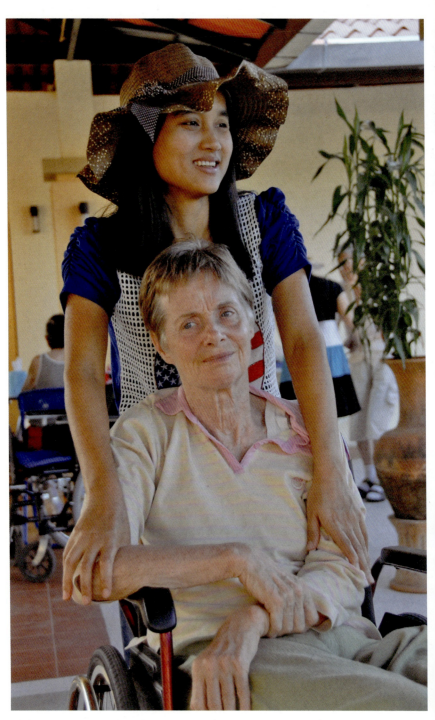

Philippina mit einer ihrer drei Betreuerinnen.

»Ja, wohin denn?«

»Nach Chiang Mai, Thailand. Zu dir!«

»Du meinst Münsingen?«

»Nein, Thailand. Aber das ist egal. Wir sehen uns übermorgen!«

»Dann freue ich mich!«, sagte meine Mutter.

»Das ist aber kunderband! Kamderband!«

Eine Träne rollte über die Wange meiner Mutter. Wir waren beide vom Wiedersehen berührt. Deeng, die Betreuerin, hob ihr die Arme sanft an und wischte meiner Mutter mit einem feuchten Tuch über die Stirn. Jetzt erst realisierte ich, dass meine Mutter geschwächt war und Fieber hatte. Am Nachmittag besuchte uns ein Arzt aus einem nahe gelegenen Krankenhaus. Er diagnostizierte eine bakterielle Infektion und verschrieb ihr ein Antibiotikum. Trotzdem sank das Fieber nicht und meine Mutter versuchte umständlich, Worte zu formulieren: »Benten … Benten … Grass … Gross …«

Erst am nächsten Tag ließ das Fieber langsam nach und damit auch die eintönigen Monologe meiner Mutter. Für uns war es äußerst anstrengend, darauf zu achten, dass sie genügend Flüssigkeit zu sich nahm. Sie hatte offenbar kein Durstgefühl und wollte nicht trinken.

»Nein, nein! Es ist nicht das. Das ist ein Großes!«

Nach ein paar Tagen wurde es deutlich besser und meine Mutter, die viel schlief, hatte sich einigermaßen erholt. Doch dann ging es bei mir los. Während eines Marktbesuchs bekam ich plötzlich schwere Beine, Gelenkschmerzen und hohes Fieber. Die Infektion musste hoch ansteckend sein, denn nach mir war auch noch Som dran, Muttis wichtigste Betreuerin. Meine Mutter und Som wechselten vorübergehend die Rollen, indem Som von meiner Mutter gepflegt wurde.

»Ja, das geht vorbei. Das ist morgen wieder besser«, munterte sie Som auf, hier wieder ganz klar und deutlich.

Mutter nahm die thailändische Gesellschaft und ihre Sitten

durchaus wahr. Während des Songkran-Festivals zum Beispiel. An diesem Festtag begießen sich die Thais gegenseitig mit Unmengen von Wasser, um sich für das neue Jahr zu segnen und zu beglückwünschen. Diese einmal im Jahr stattfindenden Festivitäten waren seit einigen Jahren in wahre Wasserschlachten ausgeartet. Eine Woche lang blieb sozusagen niemand trocken, der sich draußen bewegte. Auch nicht meine Mutter.

»Ja, das ist jetzt also schön blöd! Schämen solltest du dich! Schämen! Schäm dich!«, beschimpfte sie entrüstet einen Thailänder reiferen Alters, als der – nicht einmal grob, sondern eher liebevoll – ein Glas Wasser über die Schulter meiner Mutter gegossen hatte. Aus sicherer Distanz konnte sie sich jedoch über die Wasserschlachten durchaus amüsieren.

Als nicht zu unterschätzender Nebeneffekt fließt an diesem Festival ebenso reichlich Alkohol, was dazu führt, dass die Unfallopfer während dieser Zeit drastisch ansteigen. Deswegen ist es für Ausflüge jeglicher Art vorteilhaft, das Ende dieses Festivals abzuwarten.

*

Es war im Hitzemonat April 2003, als wir eine Reise in den Nordosten Thailands starteten. Ich hatte mich dort um eine Stelle beworben und war zu einem Gespräch eingeladen worden.

Der bescheidene Mitsubishi Mietwagen musste für dieses Abenteuer reichen. Ich hatte ihn für eine Woche gemietet und meine Mutter kannte dieses Auto bereits von anderen Ausflügen. Dank der guten Klimaanlage konnten wir die Fahrt trotz der Aprilhitze am späten Vormittag beginnen.

Die Reise sollte uns nach Nong Khai an der laotischen Grenze führen, hin und zurück immerhin fast 2000 Kilometer. Ich war gespannt: Konnte ich meiner Mutter solch eine lange Reise mit mehreren Übernachtungen zumuten?

Um elf Uhr starteten wir im vollgetankten Mietwagen. Meine Mutter und Som hinten, meine Schweizer Freundin Marlies und ich vorne. Wir beide wollten uns beim Fahren ablösen. Umwege durch die ländliche Gegend bei Lampang führten dazu, dass wir unsere erste Etappe, die Stadt Phitsanulok, erst am späten Abend erreichten.

Es war sieben Uhr abends und wir hatten bestimmt noch zwei Stunden zu fahren. Plötzlich stöhnte meine Mutter auf. Ihr schmerzverzerrtes Gesicht und die »uiuiui«-Rufe verrieten nichts Gutes. Sie wollte immer wieder etwas sagen, konnte aber keine verständlichen Sätze formulieren, sodass wir nicht wussten, was ihr fehlte.

Ich vermutete, dass sie Bauchschmerzen hatte, da sie sich instinktiv bückte und die Hand auf den Bauch hielt. Dabei stöhnte sie unverständliche Worte. Meine Mutter hatte seit meiner Kaiserschnittgeburt hie und da Blähungen und krampfähnliche Zustände und musste auf gewisse Speisen verzichten. Im Extremfall bekam sie Koliken. Es war weit und breit kein Restaurant oder eine Toilettenanlage in Sicht. Ich hielt den Wagen an und wir stiegen alle am Rand einer holprigen Hauptstraße aus. In der nur von Bäumen gesäumten Umgebung war es sehr dunkel und still, sodass die immer lauter werdenden »uiuiui«-Rufe meiner Mutter umso besser zu hören waren. Als wir versuchten, ihre Hose zu öffnen, schrie sie noch mehr.

»Nein! Nein! Nicht tastan! Nicht tastan!«

Erklärungsversuche nützten nichts. Plötzlich verständliche Worte, wimmernd:

»Ich bin doch ein armes Huscheli!« So fühlte sich meine Mutter verschupft und abgeschoben: ein »Huscheli« eben.

Die Krämpfe dauerten an und wir versuchten, ihren Bauch zu massieren. Es kam mir unendlich lange vor, bis sie sich endlich entleeren konnte. Erschöpfung und Ruhe kehrten ein. Nach einer Pause konnte die Fahrt weitergehen. Meine Mutter schlief sofort ein, bis wir um neun Uhr abends das Hotel erreichten.

Som nächtigte im Zimmer meiner Mutter, wie sich dies bereits seit Längerem eingespielt hatte. Marlies und ich bezogen ein zweites Zimmer.

Am nächsten Morgen erwartete uns ein reichliches Frühstücksbuffet. Wir langten alle tüchtig zu, außer Mutter, die mit dem Essen herumspielte. Ich musste mich unglaublich beherrschen: Zuerst wollte meine Mutter den Frühstücksraum gar nicht erst betreten. Endlich beim Tisch angelangt, wollte sie sich unbedingt direkt in die Küche begeben. Und dann widmete sie sich wieder einmal dem Sortieren ihres Frühstücks.

Obschon ich wusste, dass in solchen Momenten Interventionen oft kontraproduktiv sind, konnte ich mich nicht mehr länger zurückhalten:

»Mutti, du musst essen! Es gibt dann lange nichts mehr. Wir fahren in einer Stunde weiter! Bitte iss etwas!«

»Was tust du denn?«

»Ach, bitte!«

Langsam etwas gereizt, fragte meine Mutter: »Musst du denn diesen Wirsch nicht nehmen?«

»Ich verstehe nicht. Aber bitte iss jetzt etwas von deinem Teller!«

Trotzig sortierte meine Mutter die Speisen weiter. Ein halber Kaffeelöffel Müsli auf die Omelette, ein anderer Tupfer Müsli auf das verzierte Butterstückchen, ein weiterer…

Dann griff ich harsch ein.

»Jetzt ist Schluss mit diesem Geschmiere!«

Ich erschrak selber über meinen ordinären Schulmeisterton. Offenbar ging es auch anderen Gästen so. Ich erkannte es an den fragenden Gesichtern, die mich aus dem ganzen Frühstücksraum vorwurfsvoll musterten. Das Resultat des Konflikts: Meine Mutter aß von diesem großen schönen Frühstücksbuffet genau eine halbe Banane. Kurz darauf verließen wir das Hotel.

Als ob sie sich für die Weiterreise zusammennehmen

wollte, befolgte meine Mutter jetzt alle unsere Anweisungen, sogar das Anschnallen im Mietwagen.

Auch die nächste Etappe zog sich länger hin, als ich gedacht hatte. Meine Mutter und Som schliefen eng aneinandergeschmiegt auf den hinteren Sitzen. Marlies und ich unterhielten uns ausgelassen, bis wir uns inmitten der bergigen Region Dong Phaya Yen dem kleinen, aber bekannten und schönen Dorf namens Loei näherten.

Müde von diesem langen Reisetag, suchten wir ein Hotel für unser eigenartiges Quartett. Die Suche schien meiner Mutter aufs Gemüt zu schlagen. Als wir schließlich ein passendes Hotel gefunden hatten, weigerte sie sich, aus dem Auto zu steigen und mobilisierte dabei ungeheure Kräfte. Auch nach einer längeren Wartezeit veränderte sich die Situation nicht. Marlies und ich versuchten gemeinsam, Mutter aus dem Auto zu zerren. Dabei benahmen wir uns in deren Augen natürlich absolut unanständig und geradezu verwerflich. Am Ende dieses nervenaufreibenden Kampfes trugen Marlies und ich meine Mutter an der Rezeption vorbei. Dabei schlug sie mit aller Kraft um sich und traf mich so stark am Arm, dass ich blaue Flecken davontrug.

Som blieb bei dieser Aktion außerhalb Mutters Gesichtsfeld. So konnte sie im richtigen Moment als die »gute Befreierin« auftreten. Und so war es dann auch: Im Hotelzimmer streichelte meine Mutter Som und küsste sie.

»Du Liebes! Wenn ich dich nicht hätte!«

Etwa eine Stunde später saßen vier Gäste in einem italienischen Restaurant und verzehrten jeweils eine Pizza. Drei von ihnen mit Heißhunger. Ein Gast spielte mit dem Essen …

＊

Am frühen Abend des dritten Reisetages trafen wir in Nong Khai ein. In der Hotellobby kam uns unser thailändischer Gastgeber entgegen. Meine Mutter begrüßte das Empfangskomitee auf Berndeutsch in konzilianter Manier, fast so, als sei sie selber die Hauptperson.

»Sie sind gegrüßt! Ja, es ist wirklich ein solches!«, sagte sie charmant lächelnd und nickte bekräftigend mit dem Kopf.

Dann gingen wir in ein Restaurant am Mekong. In der schönen Abendstimmung und der friedlichen Atmosphäre war der Stress der Reise schnell verflogen.

Während des Abendessens und der Gespräche mit unseren Gastgebern war ich froh, dass sich Som permanent um meine Mutter kümmerte. Insbesondere dann, als diese plötzlich aufstehen und irgendetwas für uns nicht Nachvollziehbares erledigen musste:

»Das ist der Pfand! Es ist der Pfand!« Sie zeigte in eine Richtung, stand auf und musste offenbar dorthin. Som folgte ihr und gemeinsam verließen sie das Restaurant. Mit zunehmender Krankheit hatte bei Mutter auch dieser plötzliche Bewegungstrieb und die damit verbundene Unruhe zugenommen.

Am nächsten Morgen gab es nebst Reissuppe auch Baguettes und Croissants mit starkem Kaffee. Nong Khai war nur fünfundzwanzig Kilometer von der laotischen Hauptstadt Vientiane entfernt und somit unter dem kulinarischen Einfluss der ehemaligen französischen Kolonialherren.

Die Gastgeber wollten sich aber unseren Gewohnheiten noch stärker anpassen, nicht zuletzt wegen meiner Mutter. Sie ließen ein aufwendig zubereitetes Schweizer Birchermüsli auftischen. Das war mir sehr peinlich, weil meine Mutter zuerst mit Verspätung auftauchte und dann das Müsli nicht einmal kostete.

»Mutti, bitte versuche wenigstens ein bisschen von dem feinen Müsli! Die haben es extra für dich zubereiten lassen.«

»Ich bin gerade… und dann rein. Es ist verblichen. Es ist dasch. Dasch!!« Sie betonte das Wort »Dasch«, welches ich nicht einordnen konnte, und zeigte dabei wiederholt auf das schön garnierte Müsli. Die Anwesenden lachten aus Verlegenheit.

So geraten auch die Konventionen in diesen Strom des Vergessens und ein Mensch wie meine Mutter, die früher eine gewisse Wohlanständigkeit über alles gesetzt hatte, begann sich nun ungehemmt danebenzubenehmen.

Bei der Rückreise regnete es stark und von der Straße war in diesem tropischen Gewitter kaum mehr etwas zu sehen.

»Wir müssen anhalten und warten, bis dieser Regen etwas nachlässt«, sagte ich sehr laut, weil man im Prasseln des Regens das eigene Wort kaum verstand.

»Das ist jetzt schon unwirsch«, kommentierte meine Mutter das Wetter und blickte lächelnd aus dem Fenster.

»Mutti, bist du froh, dass wir wieder nach Hause können?«

»Ja, man geht immer wieder gerne nach Hause.«

»Mir geht es auch so. Obschon es ein schöner Ausflug war, freue ich mich darauf, wieder daheim zu sein.«

Tatsächlich hatte ich das Gefühl, »nach Hause«, in die neue Wahlheimat, zu gehen. Ich stellte fest, dass ich mich in Chiang Mai wirklich wohlfühlte und tat mich schwer mit der Vorstellung, von dort wegzuziehen. Sollte ich deshalb auf die Anstellung in Nong Khai verzichten? Ich wollte mit der Entscheidung noch zuwarten.

Plötzlich kam mir ein interessanter Gedanke: Wie wäre es denn, wenn ich diese neue Art der Betreuung, die ich für meine Mutter organisiert hatte, auch für andere Betroffene anbieten würde? Würde sich da ein konkretes Angebot entwickeln lassen? Ich begann, von einer kleinen Wohngemeinschaft zu träumen, in der Menschen wie meine Mutter eine Heimat finden konnten.

»Jetzt sind wir wieder in Münsingen«, sagte meine Mutter sichtlich erfreut, als ich in die belebte Straße von Chiang Mai Land einbog.

»Schau Mutti, zu Hause!«, bemerkte auch Som, die mittlerweile ein paar Brocken Deutsch gelernt hatte.

»Endlich wieder zu Hause!«, hatte auch ich das Gefühl, längere Zeit weg gewesen zu sein.

Ich sah das Lächeln meiner Mutter beim Anblick unserer thailändischen Heimat und träumte weiter von diesem neuartigen Angebot für Alzheimerkranke. Die mögliche Anstellung in Nong Khai rückte immer mehr in den Hintergrund. Der Gedanke ließ mich nicht mehr los, war doch die Idee denkbar einfach: Ich wollte die liebevolle Betreuung, die meine Mutter hier erfahren durfte, auch anderen Betroffenen ermöglichen. Das wären dann, beim gleichen Modell wie bei meiner Mutter, drei Betreuerinnen oder Betreuer pro Gast.

Und ich hatte auch schon einen Namen: »Baan Kamlangchay« sollte dieses neue Unternehmen heißen. Das Wort »Kamlangchay« bedeutete so viel wie Ermutigung. »Baan« stand für Haus. Ich war voller Tatendrang.

*

Die kulinarischen Angebote in Chiang Mai sind überwältigend. Um meiner Mutter eine europäische Gaumenfreude zu bereiten, saß ich mit ihr und Nui, einer weiteren, neuen Betreuerin, im »German Hofbräuhaus« mitten im Nachtmarkt.

Die Menükarte war mit Fotos illustriert.

»Das haben wir auch schon lange nicht mehr gehabt. Das oder das.« Sie zeigte auf mehrere Fotos. »Das.«

Sie wünschte Eisbein mit Sauerkraut. Ich war mir allerdings nicht ganz sicher, ob sie die Menükarte wirklich verstand.

Nui war nach Som die zweite Betreuerin, die ich fest anstellte. Und sie bewährte sich hervorragend, obwohl auch sie keine gelernte Krankenschwester war: Als ich einmal vom Joggen zurückkam, sah ich Nui und meine Mutter Arm in Arm zum Fenster hinausschauen, ohne Worte, einander zärtlich haltend und streichelnd. Das Bild sprach Bände. Zwei Menschen, die sich nahe waren. Zwei Menschen, zwei Persönlichkeiten, zwei Generationen, zwei Kulturen. Liebevoll beieinander.

Das Essen wurde serviert und Mutter musste genau in diesem Moment auf die Toilette. Nui begleitete sie. Ich hatte bereits zu essen begonnen, als mir Nui aufgeregt winkte. Sie wirkte bestürzt und erklärte mir hektisch:

»Mutti wollte mich nicht in die Toilette lassen, um ihr zu helfen. Nun hat sie sich eingeschlossen. Ich kann nicht hinein und weiß jetzt nicht, was sie da drin alleine macht.«

»Ah, auch das noch!«, sagte ich und musste einsehen, dass mein Rahmschnitzel kalt werden würde. Ich begab mich auf die Frauentoilette und entschuldigte mich bei ein paar entrüsteten Damen. »Mutti! Wo bist du? Ich helfe dir. Sag mir, wo du bist!«

»Hier!«

Ich ging in die freie Toilette neben der besetzten, wo meine Mutter gefangen war, und stieg auf die Toilettenschüssel. Dann sah ich meine Mutter, wie sie sich hilflos mit ihren Kleidern beschäftigte.

»Hallo, schau mal nach oben!«

Sofort erreichte mich ein weinerlicher Blick von unten.

»Es geht nicht!«

»Pass auf, ich sage dir jetzt ganz genau, wie du die Tür wieder öffnen kannst.«

Ich sah, dass sie mit dem Riegel die Tür verschlossen hatte. Sie müsste nur diesen Riegel wieder nach links schieben.

»Schau, dieser Riegel. Mit dem hast du abgeschlossen. Nimm ihn in die Hand und schiebe ihn wieder nach links.«

»Wo? Welches?«

»Dort! In der Mitte der Tür!«

»Da hat es gar nichts.«

Ich kam nicht weiter. Sie suchte überall irgendetwas und nichts. Sie verstand gar nicht, was ich meinte. Die Luke, durch die ich meiner Mutter Anweisungen gab, war zu schmal, als dass ich hätte hindurchkriechen können.

»So! Mach da auf!« Meine Mutter wurde langsam ungeduldig und ärgerlich.

Ich sah keine Lösung, wandte mich ans Personal des Restaurants und erklärte ihnen das Problem.

Drei junge Kellner erkannten die Notlage, die sich weiter zuspitzte, da meine Mutter jetzt polterte und schrie.

»Hilfe! Hilfe! Aufmachen!«

»Mutti, es kommt gleich jemand!«

Die drei jungen Kellner waren mit ihren zarten asiatischen Körpern erfolgreicher als ich. Das Bild war grotesk: Sechs zappelnde Beine von drei Thais, die ihren Oberkörper bereits durch die schmale Luke gedrängt hatten. Nun schaffte es einer der drei offenbar, den Riegel zu lösen. Jedenfalls öffnete sich die Tür plötzlich.

»Ja, das ist ja unverschämt!«, entrüstete sich meine Mutter. Der Sündenbock war wie immer ich. Früher war es wohl mein Vater gewesen.

*

»Münsingen liegt in Thailand« war der Titel der Reportage von Christoph Müller, die am 5. September 2003 im Schweizer Fernsehen ausgestrahlt wurde. Ich war zu diesem Zeitpunkt selber in der Schweiz und informierte über mein Angebot, andere Demenzkranke bei mir in Thailand aufzunehmen. Während meiner Vorträge erntete ich mehrheitlich Bewunderung für das »mutige Unternehmen mit meiner Mutter«. Die Tatsache, dass ich auch andere Demenzkranke bei mir aufnehmen wollte, wurde kritischer betrachtet. Wie würden diese reagieren, wenn sie so weit entfernt von ihren Angehörigen leben müssten? Wie würden sie sich verständigen können? Würde ich das Projekt fortsetzen, wenn meine Mutter einmal nicht mehr da war?

Die letzte Frage wurde mir später immer wieder gestellt. Doch seit Baan Kamlangchay in meiner Vorstellung immer lebendiger wurde, hatte ich nie daran gezweifelt, dass ich auch nach dem Ableben meiner Mutter weitermachen wollte.

So würde Baan Kamlangchay gewissermaßen zu ihrem Erbe.

Das Herbstwetter in Chiang Mai gleicht unserem Frühling. Die Regenzeit ging im Oktober 2003 dem Ende entgegen. Die Pflanzen und Blumen blühten auf in sattem Grün. In der Tourismusbranche spricht man von »der grünen Jahreszeit«. Das wirkt attraktiver als »Regenzeit«. Die sonnigen Tage häufen sich, während die Nächte langsam kühler werden.

Wir benötigten für das neue Unternehmen Baan Kamlangchay einen neuen Standort. Es sollte ein größeres Haus sein, damit neben meiner Mutter auch andere Gäste einquartiert werden konnten. Ich stellte mir eine Wohngemeinschaft vor, die bei Bedarf auch ausgebaut werden konnte. Die Lage sollte verkehrsarm sein und trotzdem den Zugang zur städtischen Infrastruktur ermöglichen.

»Was meinst du, Mutti, wo finden wir ein schönes Haus, in dem wir vielleicht auch noch andere Gäste einladen können?«

»Da überfragst du mich jetzt!«

»Schauen wir doch einfach mal, was es so gibt. Begleitest du mich?«

»Ja, warum nicht?«

So kam es, dass wir, d.h. Som, meine Mutter, ein Freund von mir und ich, an einem schönen Sonntag einen Ausflug machten, um einen passenden Standort für Baan Kamlangchay zu finden. Ich empfand es zudem als eine Art Spurensuche und fuhr an jene Orte, die ich von meiner früheren Tätigkeit in Chiang Mai her kannte. Meiner Mutter gefielen solche Ausflüge. Sie war gerne unterwegs.

»Jetzt geht aber wieder was«, meinte sie aufgeregt.

Wir durchquerten fast das gesamte Stadtgebiet von Chiang Mai und ich war etwas entmutigt, als wir nicht auf Anhieb einen geeigneten Ort fanden. Auf der Rückfahrt Richtung Stadt passierten wir das örtliche Gesundheitszentrum des Bezirkes Faham. Hier hatte ich vor ein paar Jahren im Rahmen meiner damaligen Arbeit mit den örtlichen Behörden eine Befragung zum Thema AIDS durchgeführt. Ich folgte meinem Instinkt und bog in eine kleine Straße ein. Dort befanden sich einige fertig gebaute Häuser, umgeben von Baustellen. Offenbar eine neue Siedlung. An der nächsten Kreuzung parkten wir und stiegen aus. Wir befanden uns im künftigen Dorfzentrum und ein älterer Thaichinese, der sich als Herr Chanchai und Leiter dieses Bauprojektes vorstellte, begrüßte uns. In der Geschäftswelt, der Politik, und überhaupt in vielen Schlüsselpositionen findet man oft Thais mit chinesischer Abstammung. Ich erklärte ihm unsere Absicht, worauf er erst einmal seinem Respekt Ausdruck verlieh, dass ich mich um meine Mutter kümmerte und beabsichtigte, weiterhin nicht nur sie, sondern auch andere betagte Menschen betreuen zu wollen. Ihm war wohl bekannt, dass Europäer aus ökonomischen und kulturellen Gründen ihre älteren hilfsbedürftigen Verwandten nicht einfach wie in Thailand zu Hause betreuen konnten, sondern dafür eigene Unterkünfte schufen.

Wir seien herzlich willkommen in »Faham Village«, dem neuen Dorf im Stadtgebiet Faham, sagte Herr Chanchai und zeigte uns eine Baustelle.

»Wir benötigen eigentlich eher etwas Fertiges«, fügte ich etwas verlegen hinzu, worauf er uns zu einer anderen Baustelle direkt gegenüber führte.

»Du sagst es, ich denke es«, kommentierte meine Mutter das Geschehen. In diesem Moment schloss sich eine junge Frau dem Bauunternehmer an. Sie stellte sich als seine Tochter vor und wurde wesentlich konkreter.

»Vater, Herr Nurat sagte doch, er würde sein Haus gerne vermieten, da er meist nur am Wochenende da sei.«

Genau drei Stunden später hatte ich den Mietvertrag für ebenjenes Haus unterschrieben. Es bestand aus zwei Stockwerken mit insgesamt fünf Zimmern. Für Mutter gab es ein Zimmer im oberen Stock und dann waren immer noch drei

Zimmer für weitere Gäste. Mein Büro würde ich im Erdgeschoss einrichten.

»Schau Mutti, jetzt haben wir ein neues Haus! Wir ziehen bald hier ein.«

»Ja, da ist es doch schön.«

Meine Mutter wirkte zufrieden. Wir hatten das neue Domizil von Baan Kamlangchay gefunden. Ab 1. Dezember 2003 konnten wir dort einziehen.

*

»Habt ihr alle verstanden, was Khun Martin für seine Mutter braucht? Wie ihr seht, ist es eine sehr liebenswürdige Frau.«

Die Schulleiterin der Ausbildungsstätte für Krankenpflege blickte prüfend, fürsorglich und stirnrunzelnd in die Klasse.

»Ist es denn schwer, so jemanden zu betreuen?«, fragte die Schulleiterin. »Nein, nein, das ist nicht schwer!«, gab sie sich gleich selbst die Antwort, ohne die Reaktion ihrer Schülerinnen abzuwarten.

»Nein, nein, das ist nicht schwer!«, bestätigten alle Schülerinnen unisono im Chor und wie auf Bestellung.

»Das klingt gut, nicht wahr?«, fragte ich meine Mutter.

»Auch noch, auch noch«, bestätigte sie.

Da ich Anfang Dezember die ersten Gäste erwartete, wollte ich geeignete Betreuerinnen anstellen. Ich suchte Krankenschwestern ebenso wie Quereinsteigerinnen. So wie ich die ersten Monate mit meiner Mutter erlebt hatte, sollte auch Baan Kamlangchay sein: abenteuerlich und experimentierfreudig. Die Gäste sollten am Dorfleben teilnehmen und zusammen mit ihren Betreuerinnen die Umgebung erleben können. Deshalb suchte ich vorwiegend nach aktiven und aufgeschlossenen Betreuerinnen, die unsere künftigen Gäste motivieren und animieren konnten. Bereits während meiner früheren Tätigkeit in Thailand hatte ich erfahren, dass die meisten Thais – insbesondere Frauen – als Kinder in die

125

Pflege und Betreuung ihrer Verwandten involviert waren. Die Nachkommen sorgen wie selbstverständlich für ihre Eltern und so funktioniert eine Art Generationenvertrag in Thailand sehr gut. Ich stellte mir damals vor, dass es ideal sein würde, pro Betreuungsgruppe von drei Personen eine ausgebildete Krankenpflegerin zu haben.

Eine Woche später wuschen Ong und Phon meiner Mutter die Füße.

»Das kommt ganz schön. Das wird richtig gut«, lobte meine Mutter das Geschehen. Die beiden neuen Betreuerinnen sollten Anfang Dezember bei Bertha, unserem ersten Gast, eingesetzt werden. Bei meiner Mutter konnten sie schon einmal eine kleine Schnupperlehre machen. Zudem konnte auch ich mir einen Eindruck von den beiden frischgebackenen Krankenpflegerinnen machen, die an der Schule ebenfalls in den Tenor »Nein, nein, das ist nicht schwer« eingestimmt hatten.

Mint, ein ausgebildeter Krankenpfleger, kam als dritte Person etwas später zum Betreuerteam für den neuen Gast. Er war biologisch gesehen ein Mann, fühlte sich aber mehr als Frau, was auch sein weibliches Auftreten verdeutlichte. Transsexuelle, sogenannte »Kathoeys«, gibt es in Thailand viele. Ich war auch später immer wieder erstaunt und erfreut, wie gut Mint von unseren Gästen akzeptiert wurde.

Als ich Bertha und ihre Tochter Sonja am 5. Dezember 2003 vom Flughafen in Chiang Mai abholte, waren wir alle aufgeregt und gespannt, ob unser erster Gast ebenso gut auf die thailändische Betreuung ansprechen würde wie meine Mutter.

Ohm, Fon und Mint warteten zu Hause, um die neuen Gäste dort willkommen zu heißen. Bertha war in der Schweiz rund um die Uhr von ihrer Tochter Sonja betreut worden. Erschöpft von dieser schweren Aufgabe, wollte sich Sonja während eines dreimonatigen Entlastungsurlaubs erholen. Beide waren in unserem neuen Haus untergebracht, wo auch meine Mutter wohnte. Ein weiteres Zimmer belegte zwei Wochen später Kurt, unser nächster Gast. Ein neues dreiköpfiges Pflegeteam empfing auch ihn.

Mit Erleichterung stellte ich fest, dass sowohl Bertha als auch Kurt sehr gut auf die Betreuung ansprachen. Das Haus war nun mit den neuen Gästen, meiner Mutter und den insgesamt neun Betreuerinnen, die sich im Schichtbetrieb abwechselten, komplett belegt. Für mich blieb nur noch ein kleines Büro übrig. Zum Schlafen mietete ich mich vorübergehend in einem kleinen Provisorium im Nachbardorf ein.

»Potztausend – das ist ja mehrderfehr! Mehrderfehr!«

Meine Mutter war sichtlich gerührt von dem eifrigen Weihnachtsgeschehen. Som und Nui sangen Thailieder mit Karaoke-Begleitung. Zuvor hatten die beiden verschiedene Köstlichkeiten zubereitet, die sowohl den drei Senioren wie auch den nunmehr zehn Angestellten munden sollten. Einige Betreuerinnen befestigten immer noch Weihnachtsschmuck an Fenstern, Wänden und dem stattlichen Christbaum in der Mitte.

Ich führte meine Mutter am Weihnachtsabend in die üppig dekorierte Wohnstube, nachdem ich das Duschen mit ihr seit Langem wieder einmal selbst übernommen hatte. Ed, der neue Krankenpfleger, kam mit dem Verhalten meiner Mutter noch nicht so zurecht.

»Benimm dich, du Wicht!«, schrie sie ihn an, als er sie duschen wollte.

»Ich schaffe es nicht«, kapitulierte er entschuldigend.

»Mami, jetzt feiern wir in Thailand zusammen Weihnachten! Ist das nicht schön?«, fragte Sonja ihre Mutter. Bertha trug an diesem Abend ein silbernes Halsband, welches dem knallig senfgrünen Abendkleid eine spezielle Note verlieh. Dabei glich ihr weißer Stützhalskragen, den sie stets tragen musste, eher einer Dekoration.

»Ja, das ist wirklich … schön!«, sagte Bertha.

Kurt bekam feuchte Augen und meinte ergriffen: »Wie eine große Familie!«

Es herrschte so etwas wie Aufbruchsstimmung bei dieser ersten Weihnachtsfeier in Faham Village. Verständlich, dass Ausgelassenheit und Übermut an jenem Abend überhandnahmen. Es wurde heftig gefeiert und eifrig getanzt. Und schließlich war ich es, der als Erster bemerkte, dass sowohl die Hosen von Mutter als auch die von Kurt durchnässt waren. So hatte das ausgelassene Feiern doch noch seinen Preis.

Ich zog mich erst gegen Mitternacht in meine Mietwohnung zurück, nachdem ich sichergestellt hatte, dass alle Gäste, zu denen ich jetzt auch meine Mutter zählte, ihre für die Nacht zuständige Betreuerin bei sich hatten. Das System schien trotz Ausgelassenheit zuverlässig zu funktionieren.

Am nächsten Morgen traf ich die neue Wohngemeinschaft in guter Stimmung an.

»Mutti, schau da! Bertha!«, versuchte Som meiner Mutter Bertha vorzustellen bzw. etwas näherzubringen.

Kurt beobachtete das Geschehen am Frühstückstisch und war derjenige, der sich trotz seiner Altersdemenz verbal am besten ausdrücken konnte. In seinem breiten Zürichdeutsch redete er mit Schweizern und Thais mit der gleichen Selbstverständlichkeit. »Ja, jetzt bist du nicht mehr alleine. Nun ist ein bisschen mehr los.«

»Ja, ja«, lächelte meine Mutter. »Du sagst es.«

Bertha verdrehte die Augen und legte ihren Kopf auf den Stützkragen. Sie war oft müde.

»Morgen gehen wir ins Elefantencamp! Seid ihr alle dabei?«, fragte ich.

»Natürlich!«, sagte Kurt als Erster.

Am darauffolgenden Morgen verschloss sich meine Mutter diesem Vorhaben gänzlich. Ich hatte sie schon oft in Missstimmung oder apathisch erlebt. Aber jetzt begann sie, sich von der Außenwelt völlig abzuschotten. Ihr mürrisches, starres Gesicht drückte eine starke Ablehnung aus, als würde sie sich total von der Welt abwenden. Ich deutete dies als einen weiteren Schritt des Krankheitsverlaufs. Niemand konnte meine Mutter in dieser inneren Welt erreichen. Sie schrie Som plötzlich mit einem lauten »NEIN!« an. Dabei hielt sie die Augen geschlossen. Was würde noch alles auf mich zukommen?, fragte ich mich besorgt.

Trotzdem entschieden wir uns, den Ausflug zu unternehmen. Mit dem Wechsel des Ortes verschwand auch die verschlossene Stimmung meiner Mutter. Sie hatte plötzlich Spaß – aber auch Angst, als ein mächtiger Elefant ihr eine Banane direkt aus der Hand nahm.

Dazu kam es bei Bertha nicht. Sie aß die für die Elefanten bestimmten Bananen gleich selbst auf.

Kurt war derjenige, der sich trotz der Warnungen seiner Betreuerin Daw am weitesten an die Elefanten heranwagte.

»Stop here! This is not good«, mahnte Daw Kurt und zeigte dabei auf die abgesperrte Zone. Kurt wiederum ignorierte die Mahnung seiner Betreuerin und entgegnete etwas rüpelhaft: »Hab doch keine Angst! Die können ja nicht weg! Siehst du nicht, dass die angebunden sind?«

Und er schwärmte gleich weiter: »Das sind meine Freunde. Ich kenne diese Dickhäuter in- und auswendig.«

So gab Kurt den Elefanten-Experten.

»Martin! Mutti ist ohnmächtig!«, vernahm ich die hektische Stimme von Nui am Telefon.

»Wo seid ihr?«

»Im Zimmer! Bitte komm schnell! Sie bewegt sich nicht!«

Mein Herz pochte, ich schwang mich aufs Fahrrad und war zehn Minuten später bei meiner Mutter. Sie lag leichenblass auf dem Bett, umgeben von Nui und zwei anderen Betreuerinnen.

»Schwacher, unregelmäßiger Puls und niedriger Blutdruck!«, informierte mich Mint, der gerade Bertha betreute, sich nun aber auch um meine Mutter kümmerte.

Zwanzig Minuten später war der Krankenwagen da. Man legte meiner Mutter eine Sauerstoffmaske an und brachte sie, Nui und mich ins nächstgelegene Krankenhaus. Dort hatte sich ihr Zustand stabilisiert und man fand lediglich heraus, dass ihre Thrombozytenwerte viel zu niedrig waren. Das war nichts Neues. Man ging hier von einem sogenannten »Seizure« aus, einer Art Aussetzer, vermutlich bedingt durch eine kurze Unterversorgung des Gehirns mit Sauerstoff. Das kam bei Demenzkranken oft vor. Man empfahl mir, meine Mutter zur Beobachtung eine Nacht im Krankenhaus zu lassen. Sie blieb schließlich drei Nächte, da es am ersten Abend erneut zu einem ähnlichen Zwischenfall gekommen war. Die Betreuerinnen sorgten auch im Krankenhaus für meine Mutter, so war ich jederzeit auf dem Laufenden.

»Der Arzt sagte, dass Mutti morgen nach Hause gehen könne«, informierte mich Som.

»Hatte er das nicht gestern schon gesagt?«, fragte ich leicht irritiert. Am nächsten Tag durfte Mutter dann wirklich wieder nach Hause. Bevor sie das Krankenhaus jedoch verlassen konnte, gab es noch eine Menge Bürokram zu erledigen und es zeigte sich, dass die Entlassung aus dem Krankenhaus schwieriger war als die Einlieferung. Vielleicht spielte dabei auch der finanzielle Aspekt eine Rolle, da die vielen Privatspitäler interessiert daran waren, ihre Betten voll auszulasten.

*

Anfang März reiste Sonja mit ihrer Mutter Bertha zurück in die Schweiz. Der dreimonatige Aufenthalt war zu Ende.

»Die Zeit hier in Thailand hat mir sehr gut getan, ich konnte mich endlich ein wenig erholen«, sagte mir Sonja.

»Das freut mich sehr«, erwiderte ich. »Vielleicht ergibt sich ja wieder mal eine Möglichkeit, dass ihr zu uns kommt.«

»Das glaube ich kaum. Wir haben vereinbart, dass Bertha nach diesem Aufenthalt ins Alters- und Pflegeheim gehen wird. Ich kann nicht alleine entscheiden. Aber ich werde wieder kommen.«

»Du bist herzlich willkommen. Melde dich einfach frühzeitig. Ich weiß ja nicht, wie sich die Dinge entwickeln.«

»Etwas fehlt hier in Baan Kamlangchay noch. Weißt du was?«

»Nein, sag es mir.«

»Die Frau Baan Kamlangchay.«

»Da hast du wahrscheinlich recht. Aber das muss sich von selbst ergeben.«

»Ein bisschen nachhelfen kannst du schon. Das würde doch so gut passen.«

Eigentlich hatte ich die gleichen Gedanken. In diesem »Familienmodell« fehlte tatsächlich die Frau, die ich noch nicht gefunden hatte.

Die ganze Baan Kamlangchay-Familie begleitete die beiden an den Flughafen. Der endgültige Abschied beim Terminal war bewegend und wir blickten auf die gemeinsame Zeit zurück. Die Betreuerinnen weinten und wussten vermutlich auch, dass sie Bertha nie wieder sehen würden. Sie verstarb ein Jahr später in einem Pflegeheim im Kanton Bern.

Kurz danach, an einem Sonntag, bekam Kurt gleich von zehn Freunden Besuch. Mit ihnen war er früher im Musikverein gewesen, hatte Wanderungen unternommen und »sonstige Abenteuer« erlebt, wie er es formulierte.

Sie erschienen unangemeldet. Sozusagen als Überraschung. Und das freute den sichtlich gerührten Kurt umso mehr. Auch meine Mutter war zugegen und begrüßte in guter Stimmung die muntere Altherren-Gruppe.

»Sälü zusammen! Macht es euch gemütlich, es ist da!«

Meine Mutter lachte und war – wie Kurt – bewegt und zu Tränen gerührt. Wem galt dieser Besuch denn nun?, fragte ich mich. Doch eigentlich war es ja egal. Tatsache war, dass Som und Daw sich darüber amüsierten, wie Kurt und Margrit als Paar auftraten und die Besucher auch gleich bewirten wollten.

»Trinkt ihr gerne mit oder ohne?«, fragte Mutter.

»Du bist doch eine lustige Freundin!«, sagte Kurt liebevoll zu meiner Mutter und nahm sie in den Arm.

Meine Mutter erwiderte die Umarmung und weinte vor Freude.

»Wohnt ihr denn beide hier in diesem Haus?«, wollte einer der Besucher wissen.

»Immer mehr…«, sagte Mutter und sah mit breitem Lachen in Kurts Gesicht.

Dann trat einer der Besucher zu meiner Mutter und sagte: »Frau Woodtli, darf ich Ihnen etwas sagen?«

»Ja, bitte«, antwortete meine Mutter höflich.

»Ich habe Sie schon einige Male gesehen. Sie sind eine so herzliche Frau und haben ein so liebevolles Lächeln. Sie sind einfach bezaubernd.«

Jetzt strahlte meine Mutter bis über beide Ohren.

»Danke, danke! Das ist lieb.« Mutter mag vieles verloren haben. Die Freude an gelungenen Komplimenten gehört nicht dazu.

*

Kurt und meine Mutter waren seit drei Monaten die einzigen Gäste in Baan Kamlangchay und benahmen sich bei der Ankunft von Neuankömmlingen auch entsprechend. Kurt war der Hausmeister, der den Ton angab und nach dem Rechten schaute. Meine Mutter war die herzliche Hofdame – wenn sie nicht gerade verstimmt war.

»Ja, das ist jetzt aber eine Überraschung!«, begrüßte sie gerade Emma und ihren Mann Edgar. Ihm tätschelte sie zudem die Hand wie einem guten Freund, obwohl sie ihn noch nie zuvor gesehen hatte.

Edgar brachte seine alzheimerkranke Frau in die Ferien zu uns. Er selbst wollte nur so lange bleiben, bis sich die Dinge gut eingespielt hätten, und dann wieder zurückfliegen. Emma war eine kantige, kleine und streng wirkende Frau. Eine ehemalige Wirtin, die früher ein Restaurant in der Innerschweiz geführt hatte.

Edgar setzte sich mit Kurt und dessen Betreuerin an den Tisch draußen auf der Terrasse. Meine Mutter saß auf dem Sofa und ließ sich von Nui die Fingernägel in einem dezenten Rot anmalen.

»Wer ist denn das?«, wunderte sie sich, als Emma mit ihrer Betreuerin die Treppe herunterkam. Kaum war sie unten angekommen, drehte sie sich um und ging wieder die Treppe hoch. So wiederholte sich das Ganze viermal. Das war recht anstrengend für die Betreuerin, die immer mitlaufen musste, um einen Sturz zu vermeiden.

»Ist die nicht ganz hundert?«, fragte meine Mutter.

Nui lachte, obwohl sie die Frage meiner Mutter nicht verstand. Die Komik der Situation erkannte sie wohl und konnte somit die Reaktion meiner Mutter einordnen.

»Ich glaube, wir müssen dieses Experiment abbrechen«, sagte mir Edgar resigniert. »Die Betreuerinnen meinen es wohl gut und machen es auch gut. Aber es funktioniert nicht. Emma akzeptierte letzte Nacht nicht, dass wir in getrennten Zimmern schlafen sollten. Sie kam immer wieder zu mir rüber. Die Betreuerinnen konnten sie auch nicht zurückhalten.«

Edgar hatte mir seine Leidensgeschichte bereits erzählt: Jeweils ab sechs Uhr abends musste er neben seiner alzheimerkranken Frau im Bett liegen, und zwar schlaflos, weil Emma nicht ins Bett ging, um zu schlafen, sondern sich ständig bewegte.

»Edgar, du musst natürlich auch sehen, dass es die erste Nacht war. Ihr seid ja gerade erst angekommen. Vielleicht wäre es wirklich besser, wenn du in ein nahe gelegenes Hotel gehen würdest. Dann könntest du dich auch besser erholen. Ich helfe dir gerne bei der Auswahl«, versuchte ich ihn zu ermutigen.

»Vielleicht hast du recht«, sagte er, wenig überzeugt.

»Lass deine Frau nur bei uns. Die ist hier gut aufgehoben. Wir schauen schon, dass sie pariert«, sagte Kurt vermittelnd.

Und, wie zur Bestätigung, tönte auch kurz darauf Emmas Geschrei durchs ganze Haus: »Lass mich los!«, befahl sie der Betreuerin, die versuchte, sie an der Hand zu führen. Sie wollte sofort auf die Toilette, um die Hände zu waschen, die sie gerade vor ein paar Minuten gewaschen hatte.

Die darauffolgende Nacht war für Emma wesentlich einfacher. Vielleicht, weil wir sie einfach mal ins kalte Wasser geworfen hatten. Als sie Edgar nicht im gegenüberliegenden Zimmer vorfand, schrie sie nicht, wie die Betreuerinnen zuerst befürchtet hatten, sondern legte sich wieder ins Bett und konnte in dieser Nacht sogar ein paar Stunden am Stück schlafen. Edgar jedoch hatte weiterhin ein Problem, da er sich offensichtlich weder mit seiner kranken Frau wohlfühlte – noch ohne sie!

»Das ist mir völlig unverständlich, dass das hier geht. Zu Hause ist es immer ein Kampf, Emma zu waschen«, wunderte sich Edgar.

Das war auch bei uns nicht einfach. Aber Emma ließ nach ein paar Tagen viel mehr Körperkontakt durch die Betreuerinnen zu. Eindrücklich war jener Abend, als sich Emma von drei Betreuerinnen die Hände reinigen sowie die Fingernägel schneiden und anmalen ließ. Sie schien sogar Spaß daran zu haben.

Wahrscheinlich hätte Emma ihren Platz bei uns gefunden. Aber Edgar entschied sich für die vorzeitige Rückreise, weil er seine Frau nicht in dieser fremden Gegend zurücklassen konnte.

Diese Geschichte zeigte mir in aller Deutlichkeit, dass unser Angebot nicht für alle Demenzkranken und ihre Angehörigen geeignet ist. Ich hatte gelernt, dass nicht nur die betroffenen Demenzkranken sich bei uns wohlfühlen müssen, sondern auch die Angehörigen mit einem guten Gefühl zurückreisen sollten. Wir sprachen wohl eher jene Leute an, die bereits früher Reiseerfahrungen gemacht hatten. So wie Kurt zum Beispiel: »Als ehemaliger Swissair-Angestellter kenne ich die wichtigsten Ecken dieser Welt«, vertraute er mir einmal an.

※

Als ich am 16. März 2004 zum Coiffeur ging, wusste ich noch nicht, dass dies ein spezieller Tag werden sollte.

»Ed ist krank. Unsere Coiffeuse Nid kann Ihnen heute die Haare schneiden«, sagte mir die Ladenbesitzerin. Zuerst ärgerte ich mich darüber, weil ich mit dem Coiffeur Ed immer zufrieden gewesen war. Nid machte ihre Sache aber hervorragend und ich fragte mich, was mich mehr begeisterte: der neue Haarschnitt oder die Friseuse … Ich erinnerte mich an den Kinofilm »La mari de la coiffeuse« von Patrice Leconte aus dem Jahr 1990. Diese Tragikomödie hatte mich damals sehr amüsiert und immer wieder mal zu Gedankenspielen verleitet, wie es wohl wäre, sich in eine Friseuse zu verlieben. Gut zwanzig Jahre später geschah es tatsächlich. Nach dieser ersten Begegnung verliebten Nid und ich uns während dem stimmungsvollen Songkran-Festival.

Am 20. November 2004 heirateten wir in einer reformierten Kirche in Chiang Mai.

Meine Mutter saß zusammen mit Som, Kurt und Daw auf der Kirchenbank. Ein speziell für diesen Anlass maßgeschneidertes, rosafarbenes Seidenkleid verlieh ihr eine besondere Würde. Sie atmete tief durch.

»Schön, du, gell?«, sagte Som zu meiner Mutter.

»Was?«

»Schön hier, schöne Musik, gell?«

»Aha, ja, meinetwegen«, erwiderte sie gelangweilt.

Etwa eine Stunde früher: Mein zukünftiger Schwiegervater kratzte sich am Kopf und sah, wie sich seine Töchter für den bevorstehenden Anlass bereit machten. Ihm war gar nicht nach Feiern zumute, das hatte er am Vorabend schon getan…

»Mach endlich vorwärts, Papa! Zieh deinen Anzug an! Er liegt ja bereit!«, forderte ihn seine jüngste Tochter Tem auf.

Dass seine älteste Tochter gerade heute heiraten musste! Hatte man ihm das gestern wirklich gesagt? Dieser Ausländer mochte ja gut sorgen für sie, das musste man schon zugeben. Auch für ihn selber würde es vorteilhaft sein, und eigentlich müsste er ja dankbar sein. Das war er auch. Irgendwie. Aber auch er selbst hatte doch gut für seine vier Töchter gesorgt! Er hatte ein eigenes Haus für die Familie gebaut. Und alle hatten zur Schule gehen können. Und nun sollte er also in diese Kirche am anderen Ende der Stadt, obwohl doch sein Kopf noch schmerzte von der gestrigen Zecherei. Werden meine Whiskybeine mich wohl bis in die Kirche tragen?, fragte er sich und bewegte diese ganz langsam und vorsichtig. Er dachte noch einmal an die Hochzeit, legte sich auf das einladende Sofa, drehte sich um und schlief sofort ein.

In der Kirche telefonierte meine Braut Nid mit ihren Schwestern. »Wir haben Papa gleich so weit, in etwa zwanzig Minuten sind wir da!«

Doch damit nicht genug. »Auch der Pfarrer fehlt!«, stellte ich verärgert fest.

»Das ist langweilig«, sagte meine Mutter, des langen Wartens überdrüssig, stand auf, zog sich das ungewohnte Seidenkleid zurecht und machte Anstalten zu gehen. Som versuchte, sie zurückzuhalten.

»Nein, jetzt will ich… ich komme dann wieder zurück! Ich komme dann wieder zurück! Das ist ja so langweilig hier. So lange. Da kann ich doch kurz raus! Komm, lass mich durch!«

Mit fast einer Stunde Verspätung waren endlich sowohl der Pfarrer als auch der Schwiegervater eingetroffen und ich stand mit meiner Braut vor dem Altar. Als der Pfarrer nun zu sprechen begann, stimmte auch meine Mutter in die Predigt ein. Von der Kirchenbank aus und sehr persönlich, in einer Art unkoordiniertem Duett mit dem Pfarrer: »Jetzt gehen sie vielleicht, die zwei. Die zwei. Sie bekommen es dann sowieso auch gerade, wenn die zwei da kommen. Siehst du, wie sie da die zwei bei diesem Grünen anbringen?«

Meine Mutter sprach zu Som und Tem, die neben ihr saßen und versuchten, sowohl dem Pfarrer als auch ihr zuzuhören. Nach der Trauung ging ich mit meiner Frau zu Mutti, die mittlerweile ruhig auf der Kirchenbank saß. Ich übergab ihr einen Blumenstrauß und sagte: »Siehst du, Mutti, das ist jetzt meine Frau Nid. Deine Schwiegertochter. Wir haben gerade geheiratet.«

Nid ging vor meiner Mutter auf die Knie. »Schön, danke. Ja, das ist schön.«

Sie war sichtlich gerührt und wir wussten nicht, was bei ihr genau ablief.

Danach führte mich meine Frau zu ihren Eltern, um mich ihnen als Ehemann vorzustellen. Mein Schwiegervater war zumindest physisch präsent. Meine liebenswürdige Schwiegermutter saß still und aufrecht daneben und horchte auf die Musik und die Gespräche. Sie war vor ein paar Jahren am grauen Star erkrankt und erblindet.

Wie es die Tradition will, warf meine Frau von der Kirchentreppe aus einen für dieses Ritual bestimmten Blumenstrauß unter die Hochzeitsgäste. Diejenige, die den Strauß auffangen konnte, war vom Schicksal als nächste Braut bestimmt. Die glückliche »Gewinnerin« strahlte und gab meiner Mutter spontan einen Kuss.

»Bravo, das hast du ganz gut gemacht«, sagte meine Mutter fließend.

Das Mittagessen wurde in einem nahe gelegenen Restaurant serviert. Daw, die Betreuerin von Kurt, sollte aufpassen, dass dieser sich mit leichtem Fisch und dem reichlich vorhandenen Gemüse begnügte, um seinen Bauch im Zaum zu halten. Kurt sah das anders: »Gib mir noch von diesen Poulet-flügeln! Gerade etwa vier Stück.«

»Er hört nicht auf mich«, sagte Daw etwas resigniert.

»Mach doch heute eine Ausnahme. Wir können ihm jetzt seine Leibspeisen nicht vorenthalten«, meinte Som.

»Margrit, weißt du denn, was heute für ein spezieller Tag ist?«, fragte ein alter Schulfreund von mir, den ich auch zur Hochzeit eingeladen hatte.

»Ich habe nichts gesehen von diesem Zeugs. Nein, sie hat es mir nicht gesagt. Sie hat mir nichts gesagt. Ist etwas Spezielles passiert?«

»Etwas völlig Spezielles! Etwas, was man meistens nur einmal macht im Leben…«

»Ach ja? Ach je? Ja, das habe ich doch gedacht. Das habe ich doch gedacht«, ergänzte meine Mutter lächelnd.

»Hochzeit!«

»Ja, das habe ich eben gedacht. Deshalb… hat es da eben so viele… so viele Leute… plötzlich da. Und da habe ich dann gedacht, hoffentlich klären wir es. Klären wir es. Das geht nicht mehr lange, da geht etwas. Ich gehe zum Beispiel, ich schaue jeweils, wenn denn etwas da ist, was man gerne sieht und ich habe ausgerechnet gerade… und so war es.«

»Mutti, komm, heb dein Glas und stoß mit deinem Sohn an! Zum Hochzeitstag von mir und meiner Frau Nid«, schaltete ich mich an der abendlichen Barbecue-Party ins Gespräch ein. »Mutti, wir haben gewissermaßen die besten Voraussetzungen geschaffen, dass du Großmutter werden kannst.«

»Ja, was du nicht sagst! Das ist ja kunderbund. Kunderbund!«

»Das hättest du auch nicht gedacht, dass dein Sohn doch noch heiraten würde, nicht wahr?«, fragte mein Schulfreund Martin weiter.

»Ja, da sind wir schon geheiratet. Auch!«

»Ja, wer denn?«, wollte Martin weiter wissen.

»Wir zwei. Und dann, je nach dem, was weiter ist. Im Falle eines Dings. Von jenem, der größer ist und der auch etwas machen will. Dann haben wir es.«

Es dauerte nicht lange, bis meine Frau Nid den Betrieb an meiner Seite mitführte, mich wesentlich in der immer aufwendiger werdenden Personalführung entlastete und wichtige Kontakte zu den lokalen Behörden herstellte. Ich war glücklich, nun die sogenannte »Frau Baan Kamlangchay« gefunden zu haben. Nid, ihre achtjährige Tochter Joy, meine Mutter und ich zogen im neuen Haus als Familie ein. Gleichzeitig wurde es das Haupthaus von Baan Kamlangchay, wo wir an diesem Abend auch unsere Hochzeit feierten. Später zog auch noch mein Schwiegervater zu uns.

Meine Schwiegermutter wollte bei ihren Töchtern bleiben und war offenbar nicht abgeneigt, etwas Distanz zu ihrem Mann zu gewinnen, da sie seiner Zecherei überdrüssig geworden war.

✻

Am 22. November 2004, zwei Tage nach unserer Hochzeit, brachte Dölf seine alzheimerkranke Frau Loulou zu uns.

»Grüß Gott, Frau Woodtli! Wie geht es Ihnen? Sie sind ja eine richtige Berühmtheit! Ich habe Sie im Fernsehen gesehen«, begrüßte er meine Mutter.

»Guten Tag! Das ist aber nett«, erwiderte meine Mutter ebenso freundlich, wie immer, wenn sie von jemandem umworben wurde.

»Ich komme mit meiner Frau Loulou«, fuhr er fort.

»Wundertag wünsche ich. Wundertag!«, antwortete sie.

Loulou wirkte ebenso liebevoll und herzlich wie meine Mutter. Allerdings war sie wesentlich weniger mobil. Ihre Demenzerkrankung war auch weiter fortgeschritten.

»Ja, gell, schön«, formulierte sie angespannt. Ihre silberweißen Haare und ihre warmen Augen verliehen ihr einen

139

speziellen Charme. Man sah den beiden an, dass sie sich über Jahre hinweg Mühe gegeben hatten, ihre Jugendlichkeit zu bewahren. Dölf trug seine wenigen Haare über der Glatze auch im hohen Alter von 80 Jahren noch zu einem kleinen Schwanz zusammengebunden und schlenderte mit kurzen Hosen durchs Dorf.

»Der sieht ja aus wie ein Hippie«, flüsterte mir Kurt hinter seinem Rücken zu. »Ich hoffe, der wird sich an die Regeln in diesem Haus halten.«

Dölf wollte zusammen mit seiner Frau drei Monate bei uns bleiben und Loulu dann hierlassen, wenn es ging.

»Bis zu ihrem Ableben«, sagt Dölf.

Zusammen mit Kurt und meiner Mutter hatten wir nun drei Dauergäste und einen Feriengast.

»Es ist nicht so, dass unsere Beziehung immer einfach war«, erzählte Dölf. »Wir mussten einige Hindernisse überwinden. Aber sie soll ihren letzten Lebensabschnitt in Würde verbringen können. Loulu war bereits in zwei Pflegeheimen in der Schweiz, so etwas wollen wir nicht noch mal.«

So spielte sich der Alltag dieser Wohngemeinschaft mit kleinen Freuden, aber auch Sorgen und täglichen Hindernissen ein. Loulou musste ständig motiviert werden, zu essen und zu trinken. Auch für meine Mutter wurden Lebensmittel zunehmend zum Spielzeug. Aus Früchten gestaltete sie merkwürdige Formen, nur wollte sie diese partout nicht essen. In stummem Protest drehte sie den Kopf weg, wenn man ihr einzelne Früchte zum Mund führte. Nur wenn man allen Charme aufbrachte, aß sie gnädig einen Bissen und belohnte einen sogar mit einem kleinen Lächeln.

Bei Loulou versuchte ich es mit einer ironischen »Sportreportermethode«, die hie und da erfolgreich war, weil sie auf diese Art von Humor offenbar ansprach.

»Jetzt hebt sie das Glas, sie trinkt, und noch einen Schluck! Und gerade noch einen Schluck, sie kommt in die Zielgerade! Ja, sie kommt zum Ziel… und leer!«

Loulou orientierte sich sehr schnell an ihren Betreuerinnen und hörte bald mehr auf sie als auf ihren Ehemann Dölf. Ich war beeindruckt, wie Dölf trotzdem seiner Frau beistand und sie mit Selbstironie zu unterstützen versuchte.

»Komm, Loulou, trink diesen feinen, frisch gepressten Orangensaft fertig.«

»Was denn jetzt?«

»Jetzt sitzen wir fast eine Stunde da und das Glas ist noch nicht einmal halb leer.«

»Ja.«

»Sag mal, würdest du mich noch einmal heiraten, wenn du zurück könntest?«

»Nein.«

»Ja, ich auch nicht«, sagte Dölf lächelnd.

Ich stellte beruhigend fest, dass meine Mutter sich in dieser größer werdenden Familie trotz ihrer sporadischen Stimmungsschwankungen wohlfühlte. Sie amüsierte sich sogar über Aussagen von Dölf und die Anwesenheit von Loulou und hatte natürlich auch Freude an der Zuwendung der vielen Betreuerinnen. Kurt hingegen sah das Ganze etwas kritischer. Er war mit Margrit lange genug alleine in diesem Haus gewesen. Er wusste, wie der Hase lief und fühlte sich verantwortlich, dass die Ordnung im Haus weiterhin aufrechterhalten wurde. Auch die Neuankömmlinge sollten sich an die Regeln halten.

»Du, dieses Gewuschel auf deinem Kopf kannst du dann langsam abschneiden. Und dein Geschwätz ist nicht so lustig, wie du denkst«, wies er Dölf einmal zurecht.

※

Bald darauf musste Kurt nochmals nach dem Rechten schauen und sagen, wo's langgeht. Kurt, seine Betreuerin, meine Mutter und Som saßen am Ortseingang in der »Dorfkneipe«, wie Kurt sie nannte. Ein strammer, kräftiger Mann

141

ging zügigen Schrittes an ihnen vorbei Richtung Dorfplatz. Es war Paul, ein neuer Gast, der die bisherigen Mitglieder von Baan Kamlangchay weitgehend ignorierte. Seine Betreuerin folgte ihm und wollte ihn dazu bewegen, umzukehren. Der kräftige Mann, früher Polizist, wehrte sich aber mit Händen und Füßen. Die Betreuerin griff zum Telefon und bat um Hilfe. Ich empfing den Anruf, als ich zu Hause war und begab mich umgehend dorthin, wo unser neuer Gast gerade das Dorf verlassen wollte.

»Das ist doch der Neue! Wo will denn der hin?«, sagte Kurt lachend und winkte ab.

»Der geht aber zügig vor«, kommentierte meine Mutter das Geschehen.

Letztlich blieb alles an mir hängen und ich rannte ihm hinterher, um zu verhindern, dass er weiter Richtung Hauptstraße lief.

»Paul, deine Frau wartet. Komm bitte zurück.«

Paul schaute mich verdutzt an und sagte: »Ich komme nicht draus.«

Glücklicherweise konnte ich ihn letztlich doch dazu bringen, umzukehren.

»Das geht nicht mit dem!«, war der abschließende Kommentar von Kurt, als wir an der Dorfkneipe vorbeikamen.

Die Frage, wie schnell und wie stark Baan Kamlangchay wachsen sollte, begleitete uns ständig: »Bist du auch der Meinung, dass wir noch mehr Gäste aufnehmen könnten?«, wollte ich von meiner Mutter wissen.

»Warum nicht?«

»Wir sind doch eine ganz lustige Gemeinschaft geworden.«

»Ja, das ist schon so.«

»Weißt du was? Wir kaufen noch zwei Häuser!«

Meine Mutter lachte, etwa so, wie sie jeweils gelacht hatte, als ich als Kind noch ein weiteres Walt Disney-Taschenbuch hatte kaufen wollen, obwohl ich doch schon ein paar Dutzend besaß.

»Du bist ja nicht bei Trost! Gerade zwei?«, sagte sie mir dann doch etwas konkreter.

»Ich wollte dir eine Freude machen«, gab ich vor. Was ich meiner Mutter nicht sagte, war, dass ich das Geld vom Ersparten meiner Eltern nahm. Schuldgefühle hatte ich deswegen keine. Nur einen leichten Anflug von Trauer, dass meine Mutter nicht mehr wirklich mitentscheiden konnte.

»Weißt du, wir könnten günstig ein Haus übernehmen, das mitten im Dorf liegt. Du kannst dann auch dorthin zu Besuch gehen. Gleich gegenüber befindet sich ein Friseurladen. Da gibt es immer etwas zu sehen.«

»Ah, ja?«

»Das zweite Haus müssten wir erst fertigstellen. Wir könnten es im Rohbau übernehmen und dann entsprechend rollstuhlgängig bauen.«

»Potztausend!«, sagte Mutter. Sie hatte keine Einwände.

Wir hatten nun also das Haupthaus Baan Kamlangchay. Dort wohnten wir als Familie. Gleichzeitig waren dort das Büro, der Wohn- und Essraum der Gäste sowie der Sammelpunkt der Mitarbeiterinnen. Dann das Haus, in dem wir vor einem Jahr angefangen hatten. Dort wohnten Kurt, Loulou und Dölf. Nun hatten wir ein neues Haus, das zwei weitere Plätze anbot. Und dann würde etwa in drei Monaten ein rollstuhlgängiges Haus fertig werden.

Baan Kamlangchay wuchs, allerdings sollte dies in einem gesunden Tempo geschehen. Wir wollten Erfahrungen sammeln. Auch die Dorfbevölkerung sollte mit der Entwicklung Schritt halten können. Ein finanziell verlockendes Angebot von zwei Schweizer Investoren schlug ich ohne lange zu überlegen aus. Sie hatten angeboten, mir ein großzügiges Ressort im Mae Sae Valley zur Verfügung zu stellen. Mit einer Kapazität von achtzig Betten. Es befremdet mich immer wieder, wenn mit »Betten« und nicht mit Menschen gerechnet wird. Nein: Wir wollten eine Art Großfamilie bleiben und im Dorf Faham Village eine möglichst natürliche Wohnform innerhalb der Dorfgemeinschaft pflegen.

*

Som fiel es zuerst auf. Das geräuschvolle Atmen meiner Mutter war morgens am besten zu hören. Immer dann, wenn sie noch schlief. Da war etwas nicht wie sonst. Auch ich stellte fest, dass der Atem meiner Mutter oft laut rasselte. Es wurde zunehmend schlimmer. Eines Morgens atmete meine Mutter schneller und produzierte Geräusche, die sich anhörten wie die einer Kaffeemaschine, der das Wasser ausgeht. Wir richteten meine Mutter auf.

»Mutti, was hast du?«, fragte ich, obwohl ich wusste, dass ich keine Antwort bekommen würde.

»Es ist … es geht … und schon wieder … Er kommt … ja, es geht so … kommt wieder …«

Meine Mutter stammelte unvollständige Wortfetzen vor sich hin und schloss dabei die Augen, wie wenn sie sich konzentrieren wollte.

Nid rief im Krankenhaus an. Das herbeigeeilte Notfallteam untersuchte meine Mutter, als es ihr bereits wieder wesentlich besser ging. Sie atmete fast normal und die rasselnden Geräusche waren nur noch leise zu hören.

»Hatte Ihre Mutter diese Symptome schon öfters?«, fragte mich der Sanitäter.

»Es ist uns erst vor Kurzem aufgefallen.«

»Ist sie auf etwas allergisch?«

»Auf Penicillin«, antwortete ich routinemäßig.

Wir wurden uns einig, dass wir noch abwarten und uns wieder melden würden, falls sich die Situation verschlimmern sollte.

Zwei Tage später war es bereits so weit: Die Betreuerin Sophin und ich begleiteten meine Mutter ins Krankenhaus. Dort fand man heraus, dass meine Mutter Wasserablagerungen in der Lunge hatte, weil vermutlich das Herz nicht mehr optimal arbeitete. Sie bekam Medikamente zur Entwässerung und die Situation beruhigte sich vorerst. Doch wir mussten damit rechnen, dass weitere Komplikationen auf uns zukommen könnten.

*

»Was haben sie denn mit dir gemacht?«, fragte ich meine Mutter erstaunt, als sie mit Mint die Treppe in unserem Haupthaus herunterkam. Mint hatte meine Mutter in ihrem Zimmer aufwendig geschminkt und ihr ein schönes Seidenkleid angezogen. »Du siehst ja aus wie ein Filmstar!«

Sie betrachtete sich stolz im Spiegel unseres Wohnraums. Dort hatte meine Frau Nid einen kleinen Friseursalon eingerichtet, um ihren ehemaligen Beruf auch bei unseren Gästen ausüben zu können.

Mint hatte meiner Mutter Puder und Wimperntusche aufgetragen, sodass sie um einiges jünger aussah.

»Mutti! Wie bist du schön!« Nid umarmte meine Mutter und kuschelte mit ihr.

»Ja, das hast du immer gehört. Immer schon gehört«, sagte meine Mutter zu Nid und strahlte sie an. Es fiel den Thais natürlich nicht auf, dass meine Mutter zunehmend unzusammenhängender und unverständlicher sprach. Denn die Stimmungen, die sie ausstrahlte, waren auch ohne Sprachkenntnisse lesbar. Dadurch hielten sie die Kommunikation auf vielfältige Art und Weise aufrecht.

Ich selber merkte sehr wohl, dass meine Mutter immer undeutlicher und verwirrter sprach. Zudem hatte ich den Eindruck, dass sie in ihrem Denken und Fühlen immer schwieriger zu erreichen war.

Am Abend trat Sophin ihren Nachtdienst an und sah, wie meine Mutter ziellos herumging. Nach einer kurzen Überlegung forderte sie meine Mutter auf: »Komm, Mutti, wir tanzen!« Sophin tanzte mit Mutter zum Kaiserwalzer von Johann Strauß. Mutter brauchte eine Anlaufzeit, sang und tanzte aber dann so begeistert, dass man den Eindruck bekam, die Drehungen des Walzers hörten nie mehr auf.

*

Anfang Juli 2005 bahnten sich erneut Probleme an. Es begann in der Nacht. Meine Mutter hatte wieder Schwierigkeiten beim Atmen und ein Röcheln setzte ein. Wenn wir ihren Oberkörper hochlagerten, wurde es besser. Sobald wir sie etwas tiefer legten, wurde es wieder schwieriger.

»Martin, Martin, Martin!« Mint klopfte in dieser Nacht oft an meine Schlafzimmertür und rief, um zusammen mit mir meine Mutter möglichst gut zu lagern. So konnten denn Nid und ich auch nicht mehr schlafen. Wir schoben einen Sessel ins Zimmer meiner Mutter, auf dem sie dann im Sitzen eindöste und immer wieder erwachte.

Ich wollte meine Mutter eigentlich nicht wieder ins Krankenhaus bringen, denn ich hatte Angst vor Folgekrankheiten, zum Beispiel einer Lungenentzündung, die sie sich im Krankenhaus holen könnte. Und doch sah ich keinen Ausweg. Also gingen wir gleich am kommenden Morgen dorthin, meine Mutter wurde ambulant behandelt und bekam zusätzlich Medikamente zur Entwässerung.

*

Der Bekanntheitsgrad von Baan Kamlangchay wuchs sowohl in der Schweiz wie auch in Deutschland und ich wurde mit verschiedensten Anliegen konfrontiert. Doch nur zu einem geringen Teil handelte es sich dabei um konkrete Anfragen bezüglich einer Unterbringung bei uns. Der weitaus größere Teil kam von Auswanderungswilligen, die im Ausland einen Job suchten. Auch Journalisten und Fachpersonen zeigten

Interesse an unserer Einrichtung, besuchten uns und boten in einigen Fällen sogar Weiterbildungskurse für unsere Betreuerinnen an.

Manchmal zogen wir aber auch merkwürdige Leute an. Ein Psychotherapeut aus Deutschland wollte sich zum Beispiel bei einem Spontanbesuch auch mit meiner Mutter unterhalten.

»Guten Tag Frau Woodtli! Wie geht es Ihnen?«

»Danke…«

»Was machen Sie denn gerade?«

»Dischpen. Dischpen.«

»Schön, und was heißt das?«

»Ja, das ist zum Grunz.«

»Möchten Sie etwas trinken?«

Meine Mutter blickte gelangweilt auf das Glas Orangensaft. Der Psychotherapeut hob das Glas und wollte es zu ihrem Mund führen. Sie drehte den Kopf weg.

»Sie sagen einfach, wenn Sie etwas brauchen«, verabschiedete er sich von meiner Mutter.

*

Als Som am frühen Freitagmorgen des 8. Juli 2005 zu meiner Mutter kam, bemerkte sie ein leichtes Zucken und krampfartige Bewegungen, die jedoch zunächst nicht auffällig wirkten. Som hatte trotzdem ein ungutes Gefühl und rief mich.

Ich hörte, dass der Atem meiner Mutter wieder lauter war und sah keinen anderen Weg, als sie ins Krankenhaus zu bringen. Dieses Mal kam meine Mutter auf die Intensivstation. Ich wartete auf den Kardiologen. Es dauerte viel zu lange. In solch spannungsgeladenen Situationen dauert immer alles zu lang! Während des Wartens rechnete ich mit allem. Schließlich erschien der Kardiologe in seinem weißen Kittel. In Thailand ist der unkritische Glaube an die allwissenden Ärzte noch weit verbreitet. Eigentlich erstaunlich, wenn man bedenkt, dass neben der Schulmedizin gerade in Nordthailand der Geisterglaube und die Naturmedizin weit verbreitet sind.

»Welche Sprache sprechen wir denn?«, fragte der Kardiologe. Wir einigten uns auf Englisch.

»Wie sieht es mit meiner Mutter aus?«

»Ihre Mutter hatte einen schweren Herzinfarkt.«

Obschon ich mit so etwas gerechnet hatte, war ich geschockt und aufgewühlt. War nun das Ende so nahe gerückt? Auch wenn ich mich innerlich auf den Tod meiner Mutter vorbereitet hatte, so fiel es mir nun doch schwer, die Realität zu akzeptieren.

»Was heißt das nun? Wird sie es überleben? Kann ich jetzt zu ihr gehen?«

»Sie ist noch nicht über dem Berg. Wir können wegen ihres schlechten Blutbildes weder Stents implantieren, noch eine Bypass-Operation durchführen. Ich kann mir aber vorstellen, dass sie es schaffen wird.«

Ich wollte nicht länger warten, war ein paar Minuten später auf der Intensivstation und fand meine Mutter bewusstlos vor. Sophin kniete neben ihr und hielt ihr weinend die Hand. Am gleichen Abend besuchten Nid, Joy und ich meine Mutter nochmals. Ihr Zustand war unverändert und sie war nicht ansprechbar. Erst am nächsten Tag waren ihre Blutwerte offenbar besser und sie konnte auch wieder sprechen.

»Das ist ein Wassi. Und ist nicht viel da gewesen. Aber ganz gewesen. Es war sehr, sehr gut«, sagte sie mir und streichelte meine Hand.

*

Am 15. August 2005 kam Reini in Begleitung seines Sohnes am Flughafen Chiang Mai an. Obwohl er im Rollstuhl saß, sah ich, dass er ein groß gewachsener und kräftiger Mann war. Reini hatte eine Knieprothese, deren Plateau sich

lockerte und dadurch Entzündungen und Schmerzen aus-
löste. Außerdem war er demenzkrank, litt an Arthrose und
konnte nur mit Krücken gehen.

Reini war Besitzer einer Baumschule gewesen, die seine
Söhne vor ein paar Jahren übernommen hatten. Wie das bei
Geschäftsübergaben an die Erben häufig vorkommt, war
auch hier die Ablösung und das damit verbundene Zurück-
oder Kürzertreten für Reini äußerst schwierig. Seine Demenzerkrankung verhinderte zudem, dass er seine Fähigkei-
ten realistisch einschätzen konnte. Im Lauf der Jahre hatte
sich die Situation so zugespitzt, dass er gesundheitlich immer stärker beeinträchtigt war und im Betriebsalltag mehr
und mehr Probleme auftauchten. Die Angehörigen von Reini
mussten eine langfristige Lösung finden. So entschieden sich
denn die Söhne zusammen mit ihrer Mutter, Reini zu uns zu
bringen. Als Übergangslösung oder vielleicht sogar auf un-
bestimmte Zeit – das sollte noch offenbleiben und auch im
Wesentlichen von ihm abhängen.

»Es ist unglaublich, diese Vegetation in Asien«, sagte er
voller Begeisterung beim Betrachten der Bäume und Pflanzen. Gerade nach der Regenzeit schoss alles üppig ins Kraut
und Reini schien sich bei uns sehr wohlzufühlen. Nach einer
Woche machte sich sein Sohn wieder auf den Heimweg.

»Jetzt lässt du mich einfach hier? Ich fühle mich richtig
abgeschoben«, sagte Reini beleidigt.

Ich sagte mir selbst, dass Reini jederzeit zurückgehen
kann, wenn es ihm hier nicht gefallen sollte. Doch war die
Alternative klar. In der Schweiz kam für ihn nur ein Pflegeheim infrage. Und das wiederum wollte Reini auf keinen Fall.

»Wann haben wir unsere erste Besprechung?«, wollte er
am Frühstückstisch von mir wissen.

»Iss jetzt zuerst das Frühstück! Du kannst dann nachher
mit dem Chef sprechen«, belehrte ihn Kurt, der ihm gleich
den Tarif durchgeben wollte.

»Wir müssen mal reinen Tisch machen«, sagte mir Reini

anschließend und wunderte sich offenbar über das Essverhalten meiner Mutter, die kleine Brot- und Salamistücke wohlgeordnet an ihren Tellerrand gelegt hatte. Sophin lächelte Reini an und dieser lächelte schelmisch zurück. Er war eigentlich ein alter Charmeur. Selbst bei seinen Wutanfällen kam eine theatralische und selbstironische Seite zum Vorschein.

Während der ersten Wochen nach der Abreise seines Sohnes verlangte er in regelmäßigen Abständen Besprechungen mit mir.

»Jetzt mach die Tür auf! Jetzt machen wir mal reinen Tisch!«, rief er in mein Büro

»Ja, komm doch rein. Was möchtest du denn?«

»Das weißt du doch genau … du Heuchler!«

Dann beschuldigte mich Reini, ich hätte zugelassen, dass jemand auf seinem Grundstück gebaut hätte. Dieses befand sich angeblich ein paar Parzellen von unserem Haupthaus entfernt. Es war für ihn klar, dass ich in meinem Büro zwielichtige Geschäfte betrieb.

*

Der Herzinfarkt hatte bei meiner Mutter Spuren hinterlassen. Vielleicht war es aber auch einfach die laufende Entwicklung der Demenzerkrankung. Sie ermüdete viel schneller, war allgemein ruhiger und zum Teil apathischer geworden. Manchmal gewann ich fast den Eindruck, dass sie lebensmüde geworden war. Sie strahlte nicht mehr die fröhliche Energie aus, die sie früher hatte. Ihre Betreuerinnen spazierten mit ihr umher, langsam und bedächtig. Manchmal blieb sie stehen und schaute stumm und mit leerem Blick ins Weite. Wenn sie sprach, dann meistens unverständlich. Die Betreuung bestand zum größten Teil darin, sie zu motivieren, genügend Flüssigkeit und Nahrung zu sich zu nehmen. Wann immer ich konnte, versuchte ich nahe bei meiner Mutter zu sein. Ich glaubte zu spüren, dass sie nicht mehr lange leben würde.

Eines Abends begann ich mit meiner Mutter ein Ritual.

»Mutti, wir beten jetzt zusammen. So wie du mit mir als kleinem Buben gebetet hast, so bete ich jetzt mit dir.«

»Potztausend!«, sagte sie und ihr Gesicht drückte weder Freude noch eine andere Gefühlsregung aus.

Ich selbst hatte Tränen in den Augen. Meine Mutter schaute mich an und ich konnte ihren Blick nicht deuten. Immer mehr hatte ich den Eindruck, dass sie wegdriftete. Immer weniger von ihrer Persönlichkeit war noch da.

✳

»Nuk! Zieh sofort deine Socken und Schuhe an! Es wird kalt am Abend!«, rief Sophin auf Thailändisch.

Nuk, die verspielte sechsjährige Tochter von Sophin hatte Schulferien und manchmal kam sie mit ihrer Mutter zu uns. Sophin saß zusammen mit meiner Mutter auf einer Bank vor dem Haupthaus und versuchte, sie zum Trinken zu bewegen. Gleichzeitig tollte Nuk tanzend über den Platz. In der rechten Hand hielt sie einen Ball, den sie einarmig zu jonglieren versuchte, in der linken Hand eine Wasserpistole, die sie zwischendurch auf ein fiktives Ziel richtete. Dahinter meine Mutter. Ihre Bewegungen waren gemächlich und langsam.

»Schau, Mutti, dort! Blumen! Schöne Blumen!« Sophin zeigte meiner Mutter den Blumengarten vor unserem Haus.

»Aha«, sagte meine Mutter und schaute müde in diese Richtung.

»Dort! Rote Blumen!«

»… die geht es nicht … dann will dann weiter …«

Dann schloss meine Mutter die Augen und verharrte im Sitzen. Nuk schwang sich auf das kleine Fahrrad und radelte im Kreis. Später beschäftigte sich meine Mutter mit einem Ball, den sie ganz langsam drehte und dabei die Augen

151

schloss. Sophin schaute ihr zu und ich stellte mir vor, dass sie versuchte zu verstehen, in welcher Welt sich meine Mutter gerade befand.

*

Kurt saß wie immer am Holztisch, seinem Stammplatz. Von dort kommentierte er das Geschehen in unserer kleinen Gemeinschaft. Doch es war nicht so, dass ihm alles gefiel.

Jetzt kam da schon wieder einer, der eigentlich nicht hierher passte, dachte Kurt etwas gereizt. Zuerst dieser komische Polizist, dann die Loulou, die es eh nicht mehr lange machen würde, und jetzt der da: Reini.

Nui stützte Reini von hinten, damit er sich auch an den Tisch setzen konnte.

»Wo ist Martin?«, fragte Reini fordernd. Er erinnerte sich stets an meinen Namen, was nicht selbstverständlich war.

»Warte jetzt nur, gleich gibt es Mittagessen!«, entgegnete Kurt. Seine vaskuläre Demenzerkrankung beeinträchtigte Kurt in seinem Alltag, war aber nicht so schwer, dass sie zusammenhängendes Denken verunmöglichte. »Du musst dich ein bisschen an die Ordnung hier gewöhnen!«

»Aha«, reagierte Reini relativ uninteressiert.

Kurz darauf begaben sich die beiden mit ihren Betreuerinnen zum Mittagessen ins Haupthaus. Dort saß auch schon Margrit, die von Kurt trotz ihrer immer weiter fortschreitenden Krankheit stets bewundert wurde. Sie war die Mutter des Hauses. Sie war zumindest die Mutter des Chefs.

Auch mein Schwiegervater wurde eine Art kleiner Chef in Baan Kamlangchay. Er wacht zuverlässig über das Haus, wenn gerade niemand da ist. Pünktlich um 5 Uhr morgens kocht er jeweils Milch für den Ausländer – also für mich – und Klebreis für die Thais, dann öffnet er die Vorhänge im Haupthaus, lüftet und gießt die Pflanzen im Garten. Etwa um sieben Uhr sitzt er draußen am Esstisch und beobachtet die Ankunft der ersten Angestellten. Auch am frühen Abend, wenn die Betreuerinnen die Schicht wechseln, begibt er sich auf seinen Beobachterposten.

Hin und wieder zieht es ihn in die nahe Dorfbeize, wo er sich einen Whisky genehmigt. Und wenn es ihm gerade danach ist, radelt er manchmal auch in sein Haus nach Saraphi. Dort gibt es eine einfach eingerichtete Bar. Und dort sind seine Kumpane, mit denen er gerne über das Leben lamentiert.

So war es auch am Heiligen Abend 2005. Bereits morgens um neun Uhr radelte mein Schwiegervater die zwölf Kilometer zu seinem Haus, und um zehn Uhr begann er, mit seinen Trinkkumpanen den Heiligen Abend zu feiern. Zu späterer Stunde trafen wir ihn in deren Gesellschaft in ziemlich heiterer Stimmung an.

»Vater! Können wir jetzt endlich gehen? Wir wollen das Abendessen vorbereiten!«, sagte Nid ungeduldig.

»Ich muss schließlich auch zu meinem Haus schauen«, verteidigte er sich und schenkte noch einmal einen Schluck Whisky nach.

Wir waren mit dem Kleinbus nach Saraphi gefahren, um meinen Schwiegervater abzuholen. Som und meine Mutter nahmen wir auch mit, denn etwas Abwechslung tat Mutti gut. Weil sich die Sache mit dem Schwiegervater noch etwas hinzog, ging Som mit meiner Mutter spazieren.

Das wiederum fanden die Thais ausgesprochen seltsam.

»Sollte sie nicht besser etwas ausruhen? Was meinst du, ältere Schwester?«, fragte Tem meine Frau.

»Offenbar bewegen sich die Ausländer mehr und häufiger, kleine Maus«, sagte Nid zu ihrer Schwester, die sie manchmal »Maus« nannte, auch auf Thai ein verbreiteter Kosename.

»Als die große Schwester mit ihrem Mann in der Schweiz war, hat sie nicht schlecht gestaunt, wie ältere Menschen bereits frühmorgens unterwegs sind«, sagt Nid. Sie sprach von sich selbst in der dritten Form und benutzte Familienbezeichnungen, wie das in Thailand üblich ist. »Die große Schwester hat während ihrer letzten Reise in der Schweiz gesehen, wie beweglich die älteren Menschen dort sind. Unglaublich, wie die selbständig in den Bergen herumwandern. Es stört sie auch nicht, wenn es heiß ist.«

»Ältere Schwester, stimmt es denn, dass ältere Leute auch alleine wohnen? Ich habe das schon oft gehört.«

»Ja, die ältere Schwester hat das auch gesehen. Mit Khun Martin hat die ältere Schwester eine Verwandte zu Hause besucht. Diese Frau ist 82 Jahre alt und wohnt alleine in einer Wohnung.«

»Unglaublich«, wunderte sich Tem.

*

Weihnachten 2005 stand unter einem guten Stern. Meiner Mutter ging es ein bisschen besser. Sie hatte wieder mehr Energie und konnte hin und wieder sogar verständliche Sätze formulieren. Wir konnten zudem ein sehr schönes, farbenfrohes Weihnachtsfest feiern, bei dem wir an alle Anwesenden rote Weihnachtsmützen verteilten. Die trollige Gesellschaft tummelte sich in unserem Haupthaus und füllte mit etwa vierzig Personen den Raum. Reini nahm gerade Platz und schäkerte mit einigen Betreuerinnen, die natürlich zurückflirteten und kicherten.

»Ruhe, Ruhe, Ruhe!«, rief er ihnen spitzbübisch zu und setzte sein charmantestes Lächeln auf.

Es war eine Gesellschaft aus sehr eigenwilligen Persönlichkeiten:

Reini hatte seinen Platz bei uns gefunden und würde nach Absprache mit den beiden Söhnen vorläufig bei uns bleiben. Er war kantig und manchmal sehr laut, aber immer wieder auch charmant und komisch. Der Mann mit der rauen Schale hatte das Herz auf dem rechten Fleck.

Kurt war eine auffällige Persönlichkeit und in unserer

Großfamilie derjenige, der am längsten da war und darum über alles Bescheid wusste. Er benahm sich gerne wie eine Art Hauswart, zeigte Präsenz und schaute nach dem Rechten. Aber er war auch warmherzig und hatte Tränen in den Augen, wenn das Baan Kamlangchay-Lied abgespielt wurde. Der Song »Kamlangchay« soll Menschen in schweren Stunden ermutigen. Wir hatten vor einiger Zeit diesen Song zu unserem Hauslied erkoren.

Loulou, in der Zwischenzeit ins neue rollstuhlgängige Haus umgezogen, war eher still, verhielt sich immer sehr liebevoll und schaute stumm mit ihren warmen Augen umher.

Dann war da neu die 88jährige Oma, wie wir sie nannten. Eine Dame aus Deutschland mit italienischen Wurzeln, die gerade erst angekommen war und für zwei Monate bei uns bleiben sollte. Ihre Tochter lebte mit ihr seit Jahren in Bangkok und hatte uns gebeten, ihre demenzkranke Mutter während ihres längeren Aufenthalts in Europa zu betreuen.

Und schließlich war da noch meine Mutter, die sich von der guten Atmosphäre anstecken ließ und mit Freudentränen ein Weihnachtsgeschenk entgegennahm.

»Danke! Dankeschön! Das ist lieb!«

*

Am Stephanstag hatte Reini einen Telefontermin mit seinen Söhnen.

»Ja, was ist los? Wo seid ihr?«, kam Reini gleich zur Sache und verzichtete auf eine förmliche Begrüßung. »In zwei Stunden machen wir eine Sitzung! Wir werden reinen Tisch machen! Ihr kommt sofort her!«, war sein klarer Befehl. »Was heißt: Es geht nicht so schnell? Ihr habt keinen Flug? Ihr könnt ja das Fahrrad nehmen! Wir haben auch gerade jemanden bei uns, der da immer über den Berg fährt!«, konkretisierte Reini seine Vorstellungen und knallte den Hörer hin.

Das Telefongespräch blieb, wie man sich vorstellen kann, ohne Resultat.

Am nächsten Tag zeigte Reini nach dem Frühstück mit seiner Krücke auf mein Büro.

»Komm nur, Reini!«

Ich bat ihn herein und war leicht gereizt, da er mich die letzten Tage immer wieder gedrängt hatte, »die Buchhaltung und die anstehenden Formalitäten« zu erledigen. Hinzu kam, dass er aus geschäftlichen Gründen nach Hause gehen müsse.

»Hast du jetzt alles vorbereitet?«

»Was meinst du?«

»Du weißt genau, was ich meine! Gib mir sofort den Pass!«

Ich stellte mir die Katastrophe vor, wenn plötzlich sein Pass verschwinden würde.

»Was willst du denn mit dem Pass? Der ist doch in meinem Tresor am sichersten aufbewahrt.«

»Der Pass gehört auf den Mann! Du, du...«, tobte Reini und war völlig außer sich.

»Reini, das kommt sehr ungelegen. Ich kann jetzt nicht in die Schweiz fliegen. Ich gehe mit Mutter und Som einkaufen.«

Nid und ich hatten tatsächlich vor, mit den beiden zu »Carrefour« zu fahren. Meiner Mutter ging es wieder besser, sodass ihr ein Umgebungswechsel guttun würde. Und mit einem Einkauf ließ sich das meistens gut kombinieren.

»Gib mir sofort den Pass! Du kannst mich ja mit deinem Auto nach Hause fahren!«

Nun hatte ich einen Plan. Um diesen zu realisieren, spielte ich auch den Gereizten.

»Jetzt habe ich genug von deiner Zwängerei! Also gut, dann bringe ich dich eben in die Schweiz. Wir fahren mit meinem Auto nach Basel. Deinen Pass nehme ich mit. Aber der bleibt bei mir. Sonst verlierst du den noch. Bist du in einer halben Stunde bereit?«

»Eh ja, natürlich.«

Ich erklärte Nid, Som und der Betreuerin von Reini die Situation auf Thai. Das war praktisch, weil ich dies auch in Reinis Anwesenheit tun konnte. Anstelle meiner Mutter und Som nahmen wir halt Reini und seine Betreuerin mit.

»Komm, du kannst vorne neben mir sitzen«, sagte ich zu Reini. Nid und Reinis Betreuerin saßen hinten. Wir fuhren los. Bis zum Einkaufszentrum Carrefour waren es höchstens acht Kilometer, also etwa eine Viertelstunde Fahrzeit. Ich fuhr eher gemächlich und war mir überhaupt nicht sicher, ob das Experiment funktionieren würde. Doch ich war der Ansicht, dass gerade im Umgang mit Demenzkranken immer wieder Neues versucht werden sollte. Innovatives und kreatives Pflegen sozusagen.

»Versucht, ihn ein bisschen bei Laune zu halten«, bat ich die beiden Frauen auf Thai. Ich wusste, dass Reini bei Ausflügen meistens guter Laune war.

»Schau Reini, Blume da«, sagte Nid und zeigte ihm aus dem Autofenster eine rot blühende Frangipani.

»Ja.« Reini erkannte die Pflanze und lächelte.

Wir bogen auf die Autobahn ein und waren nur noch etwa vier Kilometer vom Ziel entfernt.

»Weißt du, Reini, wir müssen noch etwas besorgen und fahren deshalb nicht direkt zu deinem Haus. Wir gehen zuerst noch in die Migros einkaufen. Einverstanden?«

»Ja, also. Warum nicht«, antwortete er und ich war zuversichtlich.

Ich bog in das Carrefour-Parkhaus ein und wir stürzten uns ins Gewusel des Einkaufszentrums.

»Reini, du kannst das Brot auswählen.«

Das tat er gerne.

Nach einer Stunde hatten wir alle genug.

»Nun essen wir doch gleich hier!«

Wir gingen in ein chinesisches Restaurant innerhalb des Einkaufszentrums und bestellten einen »Hot Pot«. Eine brodelnde Brühe mit den verschiedensten Sorten Fleisch, Gemüse und Seafood. »Der Koch versteht sein Handwerk«, lobte auch Reini das leckere Essen.

Um 14 Uhr verließen wir das Einkaufszentrum wieder und setzten unsere Fahrt nach Basel fort. Einfach bis zum nächsten U-Turn. Dann sagte ich zu Reini: »Du, ich glaube, jetzt ist es doch zu spät. Wir verschieben die Weiterreise besser auf morgen.«

Von Reini kam keine Opposition und ich war selbst erstaunt, dass es so gut funktionierte. Manchmal sind Szenenwechsel und gewagte Improvisationen Gold wert.

*

»Sie müssen essen«, forderte Oma, unser Feriengast aus Bangkok, meine Mutter auf. Nachdem Oma ihre Pizza bereits gegessen hatte, bat ich sie, meine Mutter doch auch zu motivieren, das gleiche zu tun. Diese legte gerade aus den einzelnen Pizza-Stücken ein abstraktes Bild. Auch als Mint sie mit »Mutti essen da« aufforderte und ein Stückchen zu ihrem Mund führte, ließ sie sich von ihrer »Arbeit« nicht abhalten und drehte nur den Kopf weg.

Meine Mutter wirkte wieder müde und in sich gekehrt. Es war schwieriger geworden, sie zu erreichen. Trotzdem war ich froh, dass es immer wieder Möglichkeiten gab, sie zu einer Aktivität zu motivieren. Wie heute in der Physiotherapie: Loulou war aktiv dabei. Reini strengte sich ebenfalls an, die Übungen koordiniert zu absolvieren. Meine Mutter war anfänglich nur apathisch, ließ sich aber dann doch verleiten und machte sogar ein paar Übungen zusammen mit Loulou.

»In einer Woche kommt Ihre Tochter und Sie können dann wieder nach Hause gehen. Freuen Sie sich?«, fragte ich Oma.

»Ja, sicher.«

»Hat es Ihnen gefallen bei uns? Sie waren ja jetzt zwei Monate da.«

Oma lächelte mich lieb an, gab aber keine Antwort.

*

Reini stattete mir eines Nachmittags wieder einen Besuch in meinem Büro ab.

»Hilf mir. Ach, ist das kompliziert«, stöhnte er. Bevor er sich setzte, suchte er eifrig nach etwas in seiner Hosentasche. Schließlich übergab er mir seinen Geldbeutel und ein kleines rotes Adressbüchlein. Sein Einverständnis abwartend, öffnete ich den Geldbeutel. Dort befanden sich vierzig thailändische Baht, etwas mehr als ein Schweizer Franken. Dies sollte symbolisch seinen Geldbesitz markieren. Alle Auslagen organisierte ich jeweils über die zuständige Betreuerin. Dann öffnete ich das Adressbüchlein und schaute Reini fragend an. »Schau doch rein!«, forderte er mich auf. Ich sah, spärlich und unsystematisch, unvollständige Adressen und vereinzelte Telefonnummern.

»Möchtest du mit jemandem Kontakt aufnehmen?«

»Ja, natürlich.«

»Mit wem denn?«

»Da! Steht doch da!«

Beim erneuten Durchblättern fiel mir ein loser Zettel mit einer Telefonnummer entgegen. Darüber stand geschrieben: »Waser Frau.« An diesem Tag kamen wir nicht mehr so richtig weiter, doch zwei Tage später war Reini wieder mit seiner Betreuerin bei mir im Büro. In der Zwischenzeit hatte ich von seinem Sohn erfahren, dass eine gewisse Margot Waser Reinis ehemalige Freundin war. Er hatte sie kurz nach der Trennung von seiner Frau Rita kennengelernt. Das war für mich Grund genug, Reini dieses Telefongespräch zu ermöglichen, wenn er dies wollte. Also wählte ich die Nummer und am anderen Ende klingelte es. Niemand nahm den Anruf entgegen.

Nach drei weiteren erfolglosen Versuchen meldete sich Frau Waser. Ich stellte mich vor und erklärte, dass Reini bei uns sei, was sie offenbar schon wusste. Während des Gesprächs bekam ich von dieser Frau einen eher reservierten und strengen Eindruck.

Reini fuchtelte bereits mit der Hand und wollte den Telefonhörer übernehmen. Schließlich überschlug er sich fast beim Reden, als stünden ihm nur ein paar Sekunden zur Verfügung. Die Betreuerin stützte Reini an den Hüften, da er in seinem Eifer nun aufstand und dabei ins Telefon rief: »Ja, hallo, halllllooo! Margot? Wo bist du? Es geht mir gar nicht gut! Ich bin in einer schwierigen Lage! Konkurs! Wir machen Konkurs! Hilf mir! Ich muss ins Geschäft! Aber die lassen mich hier nicht gehen.«

Die Worte waren an Frau Waser gerichtet. Aber sie trafen mich sehr. Ich wollte mich keinesfalls dem Vorwurf aussetzen, jemanden gegen seinen Willen hier festzuhalten. Auf der anderen Seite hörte ich solche Aussagen nicht zum ersten Mal und bin der Meinung, dass man sie in jedem Einzelfall differenziert anschauen muss. »Nach Hause gehen« wollen die meisten Demenzkranken, die sich in einer Phase befinden, in der kognitives Denken noch möglich ist. »Nach Hause gehen« wollen viele Demenzkranke auch in Schweizer Heimen. Zudem hatten mir Reinis Söhne von ähnlichen Ausbrüchen ihres Vaters in der Schweiz erzählt. Dort war er der Meinung gewesen, man wolle ihn entführen, als es in Tat und Wahrheit um Untersuchungen in einem Krankenhaus ging. Insofern musste ich seine Aussage stark relativieren, fand es aber trotzdem wichtig, die Sache im Auge zu behalten. Ich wollte auf keinen Fall zum Komplizen von Leuten werden, die ihre Angehörigen einfach nur abschieben, ohne deren Wohl an die erste Stelle zu setzen.

»Sie bauen hinter meinem Rücken! Verkaufen das Land! Das ist Diebstahl!«, rief Reini ins Telefon.

»Reinhard, du musst dich nicht so aufregen. Es läuft gut

hier. Deine Söhne machen alles bestens! Versuche, dich zu entspannen. Genieße es dort, wo du bist.«

»Das ist gar nicht einfach. Es ist ein riesiges Durcheinander.«

»Es ist schön, deine Stimme zu hören, Reinhard. Ich würde mir wünschen, dass wir hin und wieder telefonieren könnten. Rufst du mich bald wieder an?«

»Ach, das ist furchtbar kompliziert mit dieser Telefoniererei hier.«

»Dann lässt du dir die Nummer einstellen!«

»Ja, das ist nicht so einfach.«

»Doch, das schaffst du schon.«

»Ah, komm doch schnell rüber. Wir könnten uns sehen.«

»Lieber Reinhard, du bist weit weg. Ich kann nicht einfach so zu dir kommen. Wir telefonieren wieder! Ich hab dich lieb.«

»Ja, ah, ich dich auch.«

*

Am Morgen des 19. Januar 2006 klopfte ich an die Schlafzimmertür meiner Mutter. Mint öffnete und gab mir ein Zeichen einzutreten. Er sah übernächtigt und angespannt aus. Wir hatten meine Mutter etwa um drei Uhr morgens auf die Seite gedreht, um ihr das Atmen zu erleichtern. Es war schlimm. Anschließend hatten wir ihren Oberkörper hochgelagert, da sie offenbar wieder Wasser in der Lunge hatte.

»Sie ist erst um etwa fünf Uhr morgens eingeschlafen«, informierte mich Mint.

»Lassen wir sie weiterschlafen, wenn sie jetzt noch kann«, empfahl ich. Doch sie erwachte gerade in diesem Moment.

»Guten Morgen, Mutti! Wie geht es dir?«, fragte ich und streichelte ihr Gesicht. Ich hörte wieder das Rasseln. Das verhieß nichts Gutes und bedeutete, dass die wasserlösenden Medikamente nicht mehr ausreichten. Als sich meine Mutter im Bett aufrichtete, sah ich ihr kreidebleiches Gesicht.

»Lass sie erst noch eine Weile hier auf dem Bettrand sitzen«, sagte ich zu Mint. Ich wollte alles ganz langsam angehen, um einen weiteren Anfall zu vermeiden. Mint nahm sich mit meiner Mutter fast zwei Stunden Zeit für die Morgentoilette und das Anziehen.

Als die beiden schließlich die Treppe herunterkamen, erschrak ich nochmals darüber, wie bleich Mutti im Gesicht war. Musste denn jetzt wieder diese Maschinerie losgehen? Ins Krankenhaus, entwässern, länger bleiben als erwartet, das Risiko einer Infektion … Ich zögerte und wollte am liebsten hierbleiben und abwarten.

»Mutti, wie geht es?« Ich umarmte meine Mutter, hörte das Röcheln und nahm wahr, dass sie schneller und kürzer atmete als sonst. Alles zusammen war Grund genug, dass ich kapitulierte. »Gehen wir ins Krankenhaus. Nid, bitte ruf an.«

In der Zwischenzeit setzten wir Mutter möglichst aufrecht in einen Sessel. Sie konnte nicht mal frühstücken. Als der Krankenwagen kam und das Notfallteam meine Mutter untersucht hatte, trugen sie keine Bahre in unsere Wohnung, sondern einen bahrenähnlichen Stuhl. Wir durften meine Mutter nicht mehr hinlegen.

In diesem Moment erschien Som und wollte ihre Tagesschicht antreten. Der Anblick meiner Mutter und die ganze Situation überwältigten sie so, dass sie ihre Tasche fallen ließ und zu meiner Mutter rannte.

»Mutti, Mutti!«, weinte sie in den Armen meiner Mutter.

Som, Mint und ich begleiteten meine Mutter ins Krankenhaus. Nid hielt die Stellung zu Hause.

Im Krankenwagen saß ich gegenüber meiner Mutter. Sie versuchte, sich zusammenzunehmen und mir kam es so vor, als ob sie ihre Tränen unterdrücken würde. Der Krankenwagen fuhr mit Blaulicht und man machte uns im Stoßverkehr so gut wie möglich Platz. Im Krankenhaus brachten sie Mutter sofort auf die Intensivstation. Som und Mint blieben bei ihr. Ich regelte die Eintrittsformalitäten und ärgerte mich darüber, dass ich die gleichen Fragen beantworten musste, die ich schon ein Dutzend Mal beantwortet hatte.

»Mutti, geht es ein bisschen besser?«, fragte ich am Abend in der Intensivstation. Ich hatte das Gefühl, meine Mutter immer weniger erreichen zu können. Obwohl sie bei Bewusstsein war und meine Frage mit »Ja« beantwortete.

Sie hatte zwei Sauerstoffschläuche in der Nase und ich fragte mich, ob diese beim Atmen nicht eher hinderlich waren. Jedenfalls musste es sich unbequem anfühlen.

»Wann kann die Großmutter wieder nach Hause kommen?«, fragte meine Stieftochter Joy. Sie saß auf dem Bett meiner Mutter, was der sterilen Atmosphäre in der Intensivstation eine persönlichere Note verlieh.

Alle meine Fragen beantwortete Mutter mit einem freundlichen »Ja«. Mehr als dieses eine Wort war ihr nicht zu entlocken.

»Herr Doktor, wie ist der Zustand meiner Mutter?« Endlich hatte ich Gelegenheit, mit dem zuständigen Kardiologen zu sprechen.

Er war offenbar sehr beschäftigt und gab mir das Gefühl, auch jetzt nur wenig Zeit zu haben. »Es geht ihr besser. Die Röntgenbilder sehen gut aus. Die Lungenkapazität hat sich eindeutig verbessert. Wenn ihr Zustand weiter stabil bleibt, kann sie die Intensivstation morgen verlassen. «

Mehr konnte ich nicht in Erfahrung bringen.

Am nächsten Tag war ich um neun Uhr bei meiner Mutter in der Intensivstation. Sophin war bei ihr.

»Sie haben bereits alles vorbereitet, um Mutti in ein Einzelzimmer zu verlegen«, sagte mir Sophin.

Meine Mutter schlief noch. Nach einer Weile wachte sie auf und hatte den Anflug eines Lächelns auf ihrem Gesicht, als sie mich sah.

»Jetzt gehen wir in ein anderes Zimmer und dann können wir sicher schon bald nach Hause.« Mit diesen Worten wollte ich meiner Mutter, aber wahrscheinlich auch mir selbst Mut machen. Sie reagierte nicht, hielt aber die Augen offen. Jetzt vernahm ich den Rufton meines Handys und verließ entschuldigend die Intensivstation. Baan Kamlangchay lief weiter.

»Khun Martin, ich bin mit Karl am Gemüsemarkt. Er will nicht zurückkehren«, sagte die Betreuerin unseres neuen Gastes Karl. Verständlich, dass er sich nach zwei Wochen noch nicht eingelebt hatte. Unsere Gäste können das Dorf jederzeit verlassen, da sie ja immer in Begleitung sind. Es liegt dann an den Betreuerinnen zu entscheiden, wann sie mit ihrem Schützling umkehren wollen.

»Khun Amphorn, kann ich kurz mit Karl sprechen?«

»Ja, Moment bitte! Karl! Martin wants to speak with you!«

»Ja, hallo?«

»Hallo Karl! Bist du ein bisschen unterwegs?«

»Ja, das ist ein riesiges Durcheinander hier. Ich muss da aufräumen!«

»Da bist du auf dem Markt ja am richtigen Ort«, sagte ich etwas ironisch. »Weißt du was? Ich helfe dir. Ich bin sowieso gerade in der Gegend«, schwindelte ich.

»Das ist nett.«

Ich entschloss mich, zuerst dieses Problem zu lösen und meine Mutter eine Weile alleine zu lassen.

»Karl, was für ein Zufall!«, sagte ich kurze Zeit später am Gemüsemarkt durch das Fenster meines Autos. Sichtlich überrascht, mich plötzlich auf dem Markt zu sehen, richtete Karl sich auf. Er war gerade damit beschäftigt gewesen, Steine vom Straßenrand zu räumen.

»Steig doch ein. Wir gehen mal etwas essen und arbeiten dann später wieder weiter.«

Er stieg mit seiner Betreuerin ein und ich fuhr die beiden nach Hause.

*

»Sie hat Fieber bekommen. Der Arzt gibt ihr ein Antibiotikum«, informierte mich die Schwester, als ich wieder ins Krankenhaus kam. Ich war nur etwa drei Stunden weg gewesen und sah meine Mutter so, wie ich sie noch nie gesehen hatte. Nicht die Tatsache, dass sie Fieber hatte, erschütterte mich. Nein, es war die Art und Weise, wie sie dalag. Mit eingefrorenem Blick und gläsernen Fieberaugen. Ihr Gesichtsausdruck verriet Enttäuschung und Resignation.

»Mutti! Hallo! Ich bin wieder da!«

Keine Reaktion. Sie schaute durch mich hindurch.

»Mutti! Wie geht es dir? Bitte sag doch was!«

Meine Mutter hielt die Augen weiterhin geöffnet, starrte aber absolut apathisch vor sich hin, ohne auf mich zu reagieren. Als ich ihre Hände drückte, spürte ich keinerlei Erwiderung. In diesem Zustand wollte ich meine Mutter in der kommenden Nacht nicht alleine lassen.

*

»39,8 Grad? Haben Sie richtig gemessen?«

»Es dauert eine Weile, bis der Körper auf das Antibiotikum anspricht«, sagte mir der Arzt. Wie lange das dauern kann, sagte er mir nicht. Nur: Wenn nach etwa drei Tagen keine Besserung einträte, würden sie ein anderes Antibiotikum ausprobieren. Das Wort »ausprobieren« gefiel mir überhaupt nicht. Seit neun Uhr abends war ich nun hier, Som hatte ich nach Hause geschickt. Ich hatte mich entschlossen, bei meiner Mutter zu schlafen. Das Einzelzimmer war groß genug, auf dem langen Sofa konnte ich mich problemlos hinlegen.

»Wenn du nur mit mir sprechen würdest«, sagte ich zu meiner Mutter. Sie starrte immer noch vor sich hin, wenn sie nicht gerade schlief. Ich hatte gewusst, dass es ihr immer schlechter gehen würde, doch dieses Wissen schützte mich nicht vor der Trauer. Es war, wie wenn sie langsam gehen würde. Ich vermisste ihre Herzlichkeit.

In dieser ersten Nacht bei meiner Mutter im Spital versuchte ich wieder, mit ihr Kontakt aufzunehmen – immer dann, wenn sie die Augen öffnete. Es ging nicht. Ich musste mich damit abfinden. Es war eine sehr einsame Situation.

»Mutti, hörst du mich? Schau mich doch an! Gib mir doch ein Zeichen, damit ich weiß, dass du mich hörst.«

»Khun Martin, Entschuldigung. Die Spritze.«

Ich hatte die Krankenschwester bereits vorher am Klappern ihrer Stöckelschuhe kommen hören, versuchte aber, mich nicht stören zu lassen.

»Was bekommt sie für eine Spritze?«, fragte ich.

»Gegen das Fieber.«

»Welches Medikament?«

»Paracetamol.«

»O.k. Und wie hoch ist das Fieber jetzt?«

Die Krankenschwester schaute nach

»Bei der letzten Messung waren es 39 Grad.«

Ich reduzierte das grelle Neonlicht und legte mich hin, um vielleicht doch etwas schlafen zu können. Wenig später hörte ich wieder Schritte. Diesmal keine Stöckelschuhe, also musste es die Hilfsschwester sein.

»Blutdruck und Fieber messen«, sagte sie und knipste das grelle Neonlicht wieder an. So ging das die ganze Nacht hindurch.

Am nächsten Morgen wartete ich gespannt auf die Arztvisite. Gegen acht Uhr sollte der Kardiologe vorbeikommen. Als er dann schließlich eine Stunde später da war, bat er mich zunächst, Platz zu nehmen. Er hatte zwei Röntgenbilder dabei, die er nun gegen das Licht hielt.

»Ihre Mutter hat eine Lungenentzündung. Wir wissen nicht, ob sie sie hier im Spital bekommen hat oder bereits vorher hatte. O.k.?«

Ich hatte den Eindruck, dass er durch seine Ausführungen nicht besonders viel Einfühlungsvermögen zeigte. Dann zeigte er mir die Röntgenbilder, die mir jedoch nicht viel sagten.

»Kann man etwas über den Schweregrad der Lungenentzündung sagen?«

»Es sieht nach einer schweren Pneumonie aus«, sagte der Kardiologe.

Er hätte ja noch »leider« sagen können, dachte ich.

»Um Ihre Mutter bestmöglich zu behandeln, möchte ich den Lungenspezialisten einschalten.«

*

Ich war gegen Mittag zu Hause und würde nachts wieder ins Krankenhaus gehen. Som, die jetzt bei Mutti war, würde mich anrufen, wenn sich etwas veränderte.

»Wie geht es Margrit?«, wollte Kurt von mir wissen.

»Nicht so gut, sie hat eine Lungenentzündung.«

»Oh je, oh je, ja, das ist nicht gut«, sagte er betroffen.

Am Nachmittag besuchten etwa acht Betreuerinnen zusammen mit Reini und Kurt meine Mutter im Krankenhaus. Bei ihrem Anblick musste Kurt weinen. Sie zeigte keine Reaktion. Reini betrachtete still und ernst meine Mutter und ließ eine seiner Krücken auf den Boden fallen. Der laute Knall sorgte für Gelächter unter den Betreuerinnen.

»Hoffentlich kommst du bald wieder nach Hause«, sagte Kurt und streichelte das Gesicht meiner Mutter.

Ich begab mich erst um neun Uhr abends wieder zu ihr. Eine vierköpfige Familie war am frühen Abend bei uns aufgetaucht. Sie kam mit ihrem demenzkranken Vater und logierte vier Nächte in Baan Kamlangchay, um herauszufinden, ob unser Angebot ihnen entsprechen würde. Ausgerechnet jetzt! Aber wir hatten den Termin seit Längerem abgemacht und wollten trotz der ungünstigen Situation nichts daran ändern. Die Familie trat in unsere Wohnung und der demenzkranke Mann war erst einmal damit beschäftigt, alle vorhandenen Schuhe neu zu sortieren, was zu einem späteren Zeitpunkt durchaus für Heiterkeit sorgte: Die einzelnen

Schuhe waren zwar ordentlich aufgereiht, passten aber überhaupt nicht zusammen.

*

»Hat sie immer noch hohes Fieber?«, fragte ich die anwesende Hilfskrankenschwester.

»Ja, sie hat Fieber«, sagte sie mir.

»Wie viel?«

»Da muss ich die Krankenschwester fragen.«

»39,8 Grad«, wusste ich kurze Zeit später.

»Das Fieber sinkt ja überhaupt nicht«, sagte ich enttäuscht. »Könnte ich morgen nochmals mit dem Arzt sprechen?«

»Ja, natürlich.«

Als die Krankenschwester das Zimmer verließ, setzte ich mich zu meiner Mutter aufs Bett. Der Versuch, sie zu erreichen, war schon zu einer Art Ritual geworden. Es gelang mir natürlich nicht. Sie starrte vor sich hin. Ihre Augen bewegten sich nicht, als ich ihren Kontakt suchte.

Ich packte meine Tasche aus. Eine Flasche Rotwein mit dazugehörigem Glas, Käse und Brot. Ein verspätetes Abendessen.

Vielleicht versuchte ich so, eine Art Gemeinschaft mit meiner Mutter zu schaffen. Früher hatte ich mir vorgestellt, dass ich einmal – wenn es so weit sein würde – fast schon asketisch trauern würde. Nun war es ganz anders. Ich löschte das grelle Neonlicht, schaltete eine kleine Nachtlampe ein und öffnete die Weinflasche.

»Mutti, du hast nichts dagegen, dass ich jetzt ein bisschen Wein trinke?«

Während dieses Abendessens fing ich an, mit meiner Mutter zu sprechen. So wie früher, als wir zusammen in einem Restaurant gewesen waren. Ich hatte eine Flasche Wein. Sie leider nur die Infusionsflasche. Keine Tragik ohne Komik. Ich begann eine Art Monolog:

»Erinnerst du dich noch, wie wir deinen sechzigsten Geburtstag gefeiert haben? Das war ja vor fast 20 Jahren. Ich wohnte damals in Solothurn und habe dich für ein Wochenende zu mir eingeladen. Vati hatte Spätdienst und musste am Samstagabend arbeiten. So dachte ich, es seine günstige Gelegenheit, um einmal ein Wochenende nur mit dir zu verbringen und deinen runden Geburtstag zu feiern.«

Ich kam bei meiner Schilderung richtig ins Schwelgen, und die Erinnerung war so präsent, als ob es gestern gewesen wäre. Gleichzeitig machte es mich wieder traurig. Denn im Nachhinein hatte ich erfahren, dass mein Vater darunter gelitten hatte, dass ich alleine mit Mutti feierte. Da wurde mir wieder bewusst, wie symbiotisch die Beziehung meiner Eltern gewesen war, im Guten wie im Schlechten. Schon damals hatte mein Vater offenbar begonnen, unter dem Alleinsein zu leiden. Vorzeichen seiner späteren Verzweiflung, als ihm Margrit durch die Krankheit immer fremder wurde.

»Zuerst machten wir einen schönen Ausflug auf den Weissenstein«, fuhr ich fort, »anschließend gingen wir in einen Landgasthof an der Aare und freuten uns auf ein gutes Mittagessen. Leider sind wir damit hereingefallen. Weder das Essen noch die Bedienung waren akzeptabel. Die verbrannte Rösti ließen wir zurückgehen. Dann gab es nur noch Kartoffelsalat mit einer aufdringlichen Mayonnaisesoße. So nicht!, sagte ich mir und schickte dich schon mal voraus. Ich blieb noch einen Moment sitzen und in einem günstigen Augenblick verließ ich das Restaurant unbemerkt. So wurde ich zum Zechpreller. Zum ersten und einzigen Mal …«

»Blutdruck messen«, hörte ich die Hilfskrankenschwester in meine Erinnerung hinein sagen. Und die Neonlichter gingen an.

Am nächsten Morgen wartete ich auf den Kardiologen.

»Der Herr Doktor kommt etwa in einer halben Stunde zur Visite.«

Also wartete ich weiter.

»Der Herr Doktor meldet, dass er das Dossier dem Lungenspezialisten übergeben hat.«

»Und was heißt das jetzt?«, wollte ich wissen.

»Sie können heute Nachmittag mit dem Lungenspezialisten sprechen.«

Verärgert und besorgt ging ich nach Hause.

*

»Ich möchte sie mit einem ergänzenden Antibiotikum vierundzwanzig Stunden beobachten. Wenn sie dann immer noch nicht darauf anspricht, müssen wir ein neues einsetzen«, erklärte mir der Lungenarzt am Nachmittag.

Meine Mutter hatte immer noch diesen leeren Blick und Enttäuschung lag in ihrem Gesicht. Wenn ich nur wüsste, in welche Richtung es geht!, sagte ich zu mir selber. Ich hatte das Gefühl, dass ich es meiner Mutter schuldig war, alles zu versuchen, um ihr zu helfen. Aber was ist in so einem Moment die beste Hilfe?

»Mutti, kannst du mir nicht einen Rat geben? Schaffst du es noch? Oder nehmen wir dich nach Hause?«

Es war noch nicht so weit. Ich musste noch daran glauben, dass es besser werden könnte.

Das Fieber ging in der darauffolgenden Nacht tatsächlich ein bisschen zurück. 38,5 Grad. Plötzlich, als ich mich zu ihr neigte, vernahm ich ein Geräusch, das sich anhörte wie eine leise Stimme. Gleichzeitig hatte ich den Eindruck, einen schwachen Druck ihrer Hand zu spüren. Ich wusste nie genau, wie weit ich mir dies alles einbildete oder ob mir meine Mutter tatsächlich etwas mitteilen wollte.

Meine Mutter war nun bereits vier Tage im Einzelzimmer des Krankenhauses. Heute besuchte ich sie am Nachmittag. Als ich ins Zimmer trat, traf ich gerade den Kardiologen an, der meine Mutter mit dem Stethoskop untersuchte. Ohne die Untersuchung zu unterbrechen, grüßte er mich. Er hörte Herz und Lunge an mehreren Stellen des Oberkörpers ab.

»Wie sieht es aus?«, fragte ich nach längerem Warten.

»Sie scheint keine Flüssigkeit mehr in der Lunge zu haben.«

»Was meinen Sie, schafft sie es?«

»Das ist schwer zu sagen. Sie hat immer noch hohes Fieber. Am besten, Sie sprechen mit dem Lungenspezialisten darüber.«

Schon wieder! Ich ärgerte mich, dass dieses »Spezialistentum« auch hier in Thailand so penetrant geworden war. Ich hatte gedacht, dieses Problem in der Schweiz zurückgelassen zu haben.

Auch während dieser vierten Nacht saß ich am Tisch im Zimmer des Krankenhauses, sprach zu meiner Mutter über alles, was mir gerade so einfiel, und ließ dabei verschiedene Stationen unseres gemeinsamen Lebens Revue passieren. Mehr und mehr bekam ich den Eindruck, dass es ihr nicht besser, sondern schlechter ging. Sie hatte wieder fast vierzig Grad Fieber. Mir wurde bereits ein Termin mit dem Lungenarzt für den nächsten Morgen zugesichert.

»Wir geben ihr ein neues Antibiotikum, das wir schon oft erfolgreich eingesetzt haben. Es ist allerdings ein bisschen teurer als die anderen.«

Das war mir egal. Aber warum man dieses Wundermittel nicht gleich zu Beginn eingesetzt hatte, wurde mir auch nach der Erklärung des Lungenspezialisten nicht klar.

»Was machen wir, wenn auch dieses Antibiotikum nicht wirkt?«, fragte ich den Arzt.

»Das entscheiden wir dann, wenn es so weit ist. Bitte lassen Sie uns zunächst noch abwarten.«

Ich war mit diesem Versuch einverstanden. Es sollte der letzte sein.

*

»Nid, was machen wir jetzt?«, fragte ich meine Frau.

»Wenn es nur noch abwärts geht, dann holen wir Mutti nach Hause«, antwortete sie. Das sah ich auch so.

»Nur, wie merken wir, dass es nicht mehr besser wird?«

Ich saß bei uns zu Hause, im Zimmer meiner Mutter auf ihrem Bett. Mich bedrückte die Vorstellung, dass ihr Platz bald einmal leer bleiben könnte. Ich erinnerte mich an einen Vormittag vor zwei Wochen. Som hatte Probleme beim Duschen meiner Mutter, also half ich ihr dabei. Es war schwierig, weil sie gerade wieder einmal sehr verstimmt war. Später saß ich alleine mit meiner Mutter auf dem Bettrand. Dann sagte sie plötzlich: »Das ist doch schade. Wir hatten es doch so schön zusammen.«

»Wie meinst du das jetzt?«, fragte ich verdutzt.

»Ja, so wie ich es sage.«

Es hatte sich nichts verändert. Die Lungenentzündung zeigte keine Besserung und das Fieber blieb hoch. Es war der 24. Januar 2006 und meine Mutter war jetzt insgesamt sechs Tage im Spital. Auf die Medikamente sprach sie überhaupt nicht mehr an. Und mehr und mehr bekam ich den Eindruck, dass sie litt. In der Nacht hörte ich beim Atmen rasselnde Geräusche. Sie bewegte sich. Sie wirkte unruhig. Vielleicht störten sie die Infusionen.

*

Der Kardiologe untersuchte meine Mutter mit dem Stethoskop. Ich unterbrach ihn, weil ich mit ihm sprechen wollte.

»Herr Doktor, ich möchte mit Ihnen vereinbaren, wie wir weiter fortfahren. Wie beurteilen Sie die Situation im Moment?«

»Das ist schwer zu sagen. Die Herzfunktion Ihrer Mutter ist den Umständen entsprechend noch relativ stabil. In diesem kritischen Zustand ist sie bei uns sicher am besten aufgehoben.«

»Ich möchte aber nicht, dass sie im Krankenhaus stirbt. Ich möchte sie lieber bei uns zu Hause haben.«

»Wie sind Sie denn zu Hause ausgerüstet?«

Ich erklärte dem Kardiologen, dass wir so gut wie keine medizinische Ausrüstung hätten und es mir vor allem darum ging, meine Mutter auf möglichst humane Art beim Sterben begleiten zu können. Irgendwie verstanden wir uns nicht. Er entgegnete mir:

»Ich beurteile es unter den gegebenen Umständen als die beste Lösung, sie hierzubehalten. Sollte es zu einem Notfall kommen, können wir schnell einschreiten und …«

»Wie denn?«, unterbrach ich ihn, zunehmend gereizt.

»Wir können ihr zum Beispiel Sauerstoff verabreichen«, sagte er.

»Eine Sauerstofflasche könnten wir zu Hause auch bereitstellen. Wir haben gute Kontakte zu den lokalen Gesundheitszentren. Können Sie denn mehr tun, als ihr gegebenenfalls Sauerstoff zu geben?«, fragte ich. »Wegen des Mangels an Blutplättchen ist es ja unmöglich, meine Mutter zu intubieren, ohne dass es zu inneren Blutungen kommt.«

»Es ist Ihre Entscheidung, ob Sie Ihre Mutter nach Hause nehmen wollen. Aber ich sage Ihnen nochmals, hier ist sie besser aufgehoben!«, antwortete der Kardiologe etwas gestresst und signalisierte mir, dass er noch andere Patienten hatte.

Was die Schmerzbehandlung anbelangte, so beruhigte er mich auch nicht gerade. Im Extremfall gab man im Krankenhaus zwar Morphium. Aber nur gerade so viel, dass der Patient nicht abhängig wird.

»Ihre Mutter spricht leider nicht auf das neue Antibiotikum an«, sagte mir der Lungenspezialist später etwas einfühlsamer als der Kardiologe. »Wir hätten allerdings noch die Möglichkeit eines weiteren Antibiotikums.«

Ich schaute meine Mutter an und las auf ihrem Gesicht immer noch diesen merkwürdig enttäuschten Blick.

»Nein. Ich möchte nicht mehr.«

Wir einigten uns darauf, dass sie noch bis zum nächsten Morgen im Krankenhaus bleiben sollte und ich sie dann – bei unveränderter Situation – nach Hause nehmen würde. Während dieser letzten Nacht im Krankenhaus würde ich wie bisher bei ihr bleiben.

Es ist möglich, dass ich mir Mutters Erleichterung nur einbildete, als die Krankenschwester sie am nächsten Morgen von den Infusionsnadeln befreite. Der Kardiologe unternahm einen letzten, eindringlichen Versuch, mich zu überzeugen, dass meine Mutter hier gut aufgehoben sei.

»Aber es liegt natürlich in Ihrer Verantwortung«, sagt er. Ja, so war es.

*

Nid bereitete zu Hause das Zimmer meiner Mutter vor, das nun ein Sterbezimmer werden würde.

»Mutti!«, rief sie und streichelte ihr das Gesicht, als wir sie auf der Bahre in ihr Zimmer trugen. Fast alle Betreuerinnen waren anwesend und versammelten sich im Zimmer meiner Mutter. Wir wuschen sie und zogen ihr ein leichtes, bequemes Nachtkleid an. Ihren Oberkörper lagerten wir hoch, damit ihr das Atmen erleichtert wurde.

Als wir alle versammelt im Sterbezimmer meiner Mutter waren, richtete sie plötzlich ihren Kopf auf, verkrampfte sich auf merkwürdige Weise und ihr Kopf zuckte von der einen auf die andere Seite. Dabei hielt sie die Augen starr geöffnet. Für mich war es schlimm, dies mit ansehen zu müssen und ich bekam einen Moment lang größte Zweifel über »meine Verantwortung«. Später sagte man mir, dass dies wahrscheinlich so etwas wie der Zusammenbruch des vegetativen Nervensystems gewesen sei.

Kurz darauf wirkte meine Mutter wieder entspannter und schloss die Augen. Diese Entspannung löste den Schrecken und einige der Anwesenden weinten.

Im Bewusstsein, dass es nicht mehr lange dauern würde, wollte ich jetzt noch möglichst viel Zeit mit meiner Mutter verbringen. Zwischendurch schickte ich die Betreuerinnen hinaus und sprach ganz alleine mit meiner Mutter.

»Mutti, ich möchte dir für alles danken, was du für mich in meinem Leben getan hast. Dass ich die letzten vier Jahre deines Lebens zu dir schauen durfte, war wunderschön. Ich möchte bei dir sein, wenn du gehst.«

Meine Mutter öffnete zwischendurch noch immer die Augen. Aber ihr Blick war starr und unergründlich. Sie gab jetzt vermehrt Laute von sich, die sich so anhörten, als würde sie ein kurzes Wort formulieren und dann eine Verneinung anhängen. In rhythmischer Abfolge erfolgten diese Klänge. Ob das eine Art Todeskampf war?

Meine Mutter war nun zwei Tage bei uns zu Hause. Sie öffnete die Augen nicht mehr. Ich war alleine bei ihr im Zimmer und ließ meinen Tränen freien Lauf. Plötzlich hörte ich Geräusche. Krückengeräusche. Es war Reini mit seiner Betreuerin. Die Zimmertür wurde hinter mir geöffnet. Alles war wieder still, Reini blieb lange stehen. Plötzlich spürte ich eine kurze Berührung an meinem Rücken. Ein Tätscheln. Dann kehrte er um und ich vernahm wieder die Krückengeräusche. So tröstete mich Reini wortlos.

Mit langen Wattestäbchen, die wir in Kräutertee getunkt hatten, wuschen wir meiner Mutter den Mund und befeuchteten die Lippen. Wir wollten sie nicht mehr mit Nahrung und Flüssigkeit belasten. Ich hatte mich bei Freunden und Ärzten vorher erkundigt, wie wir meine Mutter möglichst human in den Tod begleiten konnten. Durch den Flüssigkeits- und Nahrungsentzug bereitete sich ihr Körper aufs Sterben vor.

*

»Meine Schwiegermutter liegt im Sterben. Wie können wir ihr denn am besten helfen?«

Meine Frau Nid suchte eine Gelehrte in der Nähe eines großen buddhistischen Tempels auf und wollte sich von ihr beraten lassen. Die Frau trug einen extravaganten violetten Anzug mit riesigem Kopfschmuck. In Nordthailand spielt der Geisterglaube neben dem Theravada-Buddhismus immer noch eine bedeutende Rolle. Darum lassen sich Thais in den verschiedensten Lebenslagen von sogenannten Gelehrten beraten. Wichtig sind dabei auch die Opfergaben für die Geister.

Die Frau im violetten Anzug hörte sich Nids Schilderungen über die Situation meiner Mutter an und sagte dann: »Ich sehe im Garten Ihres Hauses eine groß gewachsene Gestalt in einem schwarzen Mantel. Die Zeit ist gekommen. Er wartet noch und ist bald bereit, Ihre Schwiegermutter mitzunehmen. Stellen Sie in Ihrem Garten ein weißes Holzkreuz auf. Es sollte größer sein als diese Gestalt. Ihre Schwiegermutter wird so den Weg in den Himmel finden und das Kreuz wird ihr den Weg weisen.«

Nid ließ ein solches Kreuz herstellen, das wir dann in unserem Garten aufstellten. Ich selber gab dem Drängen meiner Frau nach und folgte den Anweisungen der Gelehrten, indem ich, ganz in Weiß gekleidet, vor dem Kreuz ein Gebet sprach.

*

»Bitte lasst eure Handys draußen. Oder stellt sie einfach ab.«

Ich freute mich, dass sich praktisch alle Betreuerinnen von meiner Mutter verabschieden wollten. Nid und ich hatten den Raum verdunkelt und versuchten, eine gute, ruhige Atmosphäre zu erzeugen. Meine Frau und ich waren nebst Som, Mint und Sophin sehr oft bei meiner Mutter. Diesen Morgen legte ich mich zu ihr aufs Bett und versuchte wieder, mit ihr zu sprechen. Ich spürte, wie ihr Herz pochte.

»Mutti, wenn du gegangen bist, werde ich in dieses Zimmer kommen und versuchen, mit dir Kontakt aufzunehmen. Baan Kamlangchay wird weiterleben. Du bist die Pionierin. Du hast einen neuen Weg geebnet. Ich wusste ja, dass es so kommt. Aber jetzt bin ich hilflos. Es wird alles anders sein ohne dich.«

Sechs Betreuerinnen besuchten meine Mutter am Nachmittag. Sie knieten vor ihr Bett. Später kam Kurt.

»Es ist schlimm, einfach nur schlimm«, schluchzte er und verließ kurz darauf mit seiner Betreuerin wieder den Raum.

Gegen Abend war es ruhig geworden an diesem dritten Tag zu Hause. Die Tante meiner Frau, die auch gleichzeitig unsere Köchin war, kam ins Zimmer meiner Mutter und musterte sie ruhig. Verständlicherweise hatte sie eher Mühe damit, dass wir meiner Mutter keine Nahrung mehr gaben.

»Vielleicht würde sie doch noch etwas schlucken.«

»Sie ist am Gehen. Das machen wir nicht mehr.«

»Wenn man es pürieren würde? Wollen wir es versuchen?«

»Nein, bestimmt nicht.«

＊

Es war eine ruhige Nacht und meine Mutter konnte fast durchschlafen. Mint und Som waren bei ihr. Der vierte Tag begann.

»Martin! Martin! Komm!«, rief mir Nid zu, als ich im Garten mit Gästen sprach. Ich ahnte, dass der Zeitpunkt gekommen war und entschuldigte mich bei den Gästen.

»Es ist etwas ganz Eigenartiges geschehen!«

Nid und Mint erzählten mir, dass sie Zeugen gewesen wären, wie meine Mutter den Mund weit aufgerissen und mehrmals hintereinander »Nam« gerufen hätte. Sie hätte vielleicht Durst gehabt. Sie hätte wieder am Leben teilnehmen wollen. »Nam« war das thailändische Wort für Wasser. Die Erlebnisse der beiden berührten mich doch eigenartig und mir wurde einmal mehr bewusst, wie einsam ich als einziger Angehöriger inmitten einer anderen Kultur trauerte.

Zweifel kamen auf. Plötzlich wurde ich unsicher bei dem Gedanken, dass ich dabei war, meine eigene Mutter sterben zu lassen. Das war »passive Sterbehilfe«. Dieser Begriff lastete schwer auf mir. Ich war es letztlich, der entschied, dass es für meine Mutter Zeit war. Meine Gedanken drehten sich im Kreis und blieben immer dort stehen, wo ich alleine eine Entscheidung fällte, die mich plötzlich verunsicherte und scheinbar überforderte. Hätte es vielleicht doch noch einen Ausweg gegeben? Eine Heilung? Hatte ich zu früh entschieden? Mit Fragen dieser Art quälte ich mich während dieser Tage immer wieder.

Später, als ich wieder am Bett meiner Mutter saß, gewann ich die Sicherheit und das Selbstvertrauen wieder zurück. Ich wusste, dass ich auch im Sinne meiner Mutter handelte.

*

Mint war bei meiner Mutter und rief nach Nid und mir. Wir eilten rasch in ihr Zimmer.

»Mutti atmete vorhin kurze Zeit nicht mehr. Dann sehr unregelmäßig. Überhaupt scheint sich der Zustand zu verschlechtern. Bleibt bitte hier.«

»Kommt bitte schnell. Wir glauben, es ist so weit!«, wandte sich Nid telefonisch an Som.

Innerhalb kurzer Zeit waren Som, Mint, Sophin, Nid und ich am Bett meiner Mutter versammelt. Es waren jene fünf Menschen, die meiner Mutter in den letzten Monaten am nächsten gestanden waren. Uns allen war klar, dass meine Mutter jetzt wirklich im Sterben lag. Es würde nicht mehr lange dauern. Der Atem meiner Mutter rasselte stärker.

»Bitte helft mir, dafür zu beten, dass meine Mutter schnell gehen kann«, sagte ich in meiner Verzweiflung. Ich hatte Angst vor einem langen Todeskampf.

Es dauerte noch etwa eine halbe Stunde. Wir waren alle aufgelöst. Plötzlich hörten wir merkwürdige Geräusche aus ihrer Brust. Kurz darauf wieder, dieses Mal heftiger. Dann hob ich den Körper meiner Mutter hoch und eine kleine Menge Blut trat aus ihrem Mund. Doch da war sie schon von uns gegangen.

»Mutti! Aber doch nicht so!«, hörte ich mich dann noch rufen.

*

Som schaute auf die Uhr und gab mit belegter Stimme den genauen Todeszeitpunkt an. »Es ist jetzt genau 21.40 Uhr am 29. Januar 2006.«

Ich hielt den leblosen Körper meiner Mutter an mich gedrückt und spürte, wie ihre Lebensenergie mehr und mehr wich. Zuerst wurde ihr Kopf kühl. Am längsten warm blieb die Herzgegend. Dann wurde der ganze Körper auf merkwürdige Weise plötzlich kalt. Ich machte diese Erfahrung zum ersten Mal in meinem Leben. Mit meiner Mutter, die mir am nächsten stand.

Ich hatte früher schon versucht, mich auf diese Situation vorzubereiten. Doch jetzt war ich einfach blockiert und hilflos. Ich stellte mir vor, wie die Seele meiner Mutter noch in diesem Raum war, konnte aber keine Verbindung herstellen oder spüren.

Sophin, Mint und Som, die drei treuen Gefährten meiner Mutter, begannen sie auszuziehen und zu waschen. Dann zogen sie ihr ihre Lieblingskleider an.

»Wir setzen dir auch den schönen Hut wieder auf, den du immer so gern getragen hast«, sagte Sophin lächelnd.

Dies alles musste noch vor der Totenstarre erledigt werden.

Nid verließ den Raum und informierte telefonisch die Angehörigen und Angestellten von Baan Kamlangchay. Etwa

179

eine halbe Stunde später waren die meisten in unserem Haus und ich war überwältigt, wie enorm die Anteilnahme am Tod meiner Mutter war. Die Leute begaben sich in den oberen Stock und traten behutsam ins Zimmer, wo meine Mutter auf ihrem Bett lag. Dadurch, dass sie so schön gekleidet war, hätte man meinen können, sie sei noch am Leben.

In der folgenden Nacht schliefen viele Betreuerinnen und Freunde in unserem Haus. Die meisten breiteten sich einfach irgendwo eine Decke aus. Meine Mutter ließen wir in ihrer schönen Kleidung auf dem Bett ruhen. Sie blieb in dieser Nacht nicht alleine. Som und Nui, die beiden Betreuerinnen der ersten Stunde, sowie drei weitere Mitarbeiterinnen waren bei ihr im Zimmer und hielten Totenwache. Die Tür blieb offen und ich konnte von Zeit zu Zeit meine Mutter anschauen.

Eine Mitarbeiterin wollte in jener Nacht der Totenwache gesehen haben, wie meine Mutter im Haus herumging. Sie sei anschließend lächelnd zurückgekommen und habe sich wieder hingelegt. Zurück in ihren Körper.

*

Gegen Mittag des folgenden Tages erschien der Gemeindepräsident zusammen mit einem Gelehrten und fünf Mönchen in orangefarbenen Roben. Meine Mutter lag immer noch auf dem Bett und die Mönche segneten sie, indem sie mit einer kleinen Schale sanft Wasser über ihr Handgelenk gossen. Anschließend taten die anderen Anwesenden das Gleiche. Diese symbolische Handlung hatte auch den Sinn, sich bei Mutter für begangenes Unrecht zu entschuldigen.

»Wir legen dich jetzt in den Sarg und bringen dich ins Wohnzimmer.« Nid sagte mir, ich müsse meiner Mutter laufend erklären, wo wir ihren Körper hinbrachten, damit die Seele folgen könnte.

Der Sarg mit meiner Mutter befand sich nun in der Ecke

unseres Wohnraumes, umgeben von Blumenkränzen und brennenden Kerzen. Und draußen auf dem Hausaltar lag ein Schweinskopf mit brennenden Räucherstäbchen, der als Opfergabe für die Geisterwelt bestimmt war. Drinnen im Haus waren Mönche damit beschäftigt, das Haus zu segnen und ungebetene Geister fernzuhalten. Sie taten dies, indem sie mit einer Rute verschiedene Gegenstände mit geweihtem Wasser bespritzten.

»Huhn, Schweinefleisch, frische Pilze, Prik Pao, Bambussprossen, Ingwer, Zitronenblätter, Koriander ...«

Nid listete mit der Köchin die Bestellungen für die Mahlzeiten auf, die traditionellerweise während der gesamten Trauerzeit den Gästen angeboten wurden. Durch deren Kommen und Gehen war die Küche in diesen Tagen durchgehend in Betrieb. Auch Menschen, die Mutter nur oberflächlich gekannt hatten, erwiesen ihr diese letzte Ehre des Besuchs.

Es folgte die erste von drei abendlichen Andachten. In unserem Wohnraum saßen neben dem Sarg meiner Mutter die fünf Mönche in orangefarbenen Roben und ein in Weiß gekleideter Gelehrter. Die Gebete hörten sich an wie endlose Gesänge eines Chors und endeten jeweils mit einem Gebet des Gelehrten.

Der zweite Abend vollzog sich ähnlich, doch der dritte war für mich der eindrücklichste. Am Vorabend der Kremation bahrten wir meine Mutter vor dem Haus auf. Ein großer Leichenwagen wurde von den lokalen Behörden vor unser Haus gestellt. Die anwesenden Mönche sangen den sogenannten »Suad«. Sie bereiteten die Seele meiner Mutter auf diese letzte Reise vor. Es waren wunderschöne Hymnen und ich bekam das Gefühl, dass ein Hauch von Unendlichkeit mitschwang.

So kam der Tag der Kremation. Im Unterschied zur westlichen Kultur findet das Totenmahl vor der Kremation statt. Wegen der zahlreichen Trauergäste hatten wir die Straße gesperrt und dort noch Esstische platziert. Dazu spielten die Nachbarn und die Bestatter immer wieder den Kaiserwalzer ab, Muttis Lieblingsstück.

»Kommen Sie, Khun Martin! Halten Sie das Seil hier. Da sind Sie nahe bei Ihrer Mutter.«

Ich wurde angewiesen, zusammen mit den Trauergästen das auf beiden Seiten des Leichenwagens befestigte Seil zu halten. Der Leichenzug begann im gemächlichen Trott. Dabei war einer der Bestatter ausschließlich damit beschäftigt, mit einem langen Gabelholz die Stromleitungen über der Straße anzuheben, wenn der Baldachin über dem Sarg diese zu touchieren drohte.

Der Leichenzug ersteckte sich über hundert Meter und der Weg zum Krematorium dauerte etwa zwanzig Minuten. Einem Tempel ähnlich, stand der Verbrennungsofen auf dem Krematoriumsplatz etwas erhöht auf einem Sockel. Bevor die Nachbarn den Sarg die wenigen Stufen zum Krematorium hochtrugen, fotografierten sich die Trauergäste gegenseitig vor dem Sarg. Anschließend konnten sich alle nochmals von meiner Mutter verabschieden. Ein Bestatter hatte kurz zuvor eine Kokosnuss aufgespalten und das Wasser über das Gesicht meiner Mutter gegossen. Wasser, das man als rein und heilig betrachtete.

»Mutti, viel Liebe…«, stammelte ich verlegen, als ich zum letzten Mal das Gesicht meiner Mutter sah.

Dann wurde der Sargdeckel geschlossen und der schöne weiße Sarg mit seinen goldenen Verzierungen in den Ofen geschoben. Ein lautes Feuerwerk mit Knallkörpern und farbigem Rauch begleitete die Verbrennung.

*

Drei Tage später kehrte ich zusammen mit meiner Frau zum Krematorium zurück. Die Knochen meiner Mutter waren bereits auf einem Tuch ausgebreitet. Fünf Mönche standen um den Tisch und sprachen ein Gebet. Anschließend wurde ich aufgefordert, die verbrannten Überreste in eine Urne zu legen. Als die ganze Beerdigungszeremonie abgeschlossen war, trugen wir die Urne in das Zimmer meiner Mutter.

Später sagte ich zu meiner Frau:»Ich versprach es meiner Mutter während eines Friedhofbesuchs bei meinem Vater. Damals konnte sie noch ihre Meinung kundtun – wir bringen sie zu meinem Vater nach Münsingen.«

*

Der Einfachheit halber hatten wir die Asche und Knochenteile meiner Mutter von der Urne in einen stabilen und neutralen Plastikumschlag geschüttet, den wir anschließend verschweißten. Som, Sophin, Mint und Nui wollten dabei sein, als wir uns am Flugplatz verabschiedeten – mit den Überresten meiner Mutter in einer Sporttasche, die als Handgepäck durchging.

»Bitte versorgen Sie diese Tasche im Gepäckregal«, forderte mich die Flugbegleiterin auf und zeigte auf die Sporttasche.

»Entschuldigung, aber ich würde meine Mutter lieber neben mir haben«, sagte ich.

Die Stewardess lächelte verlegen und ließ es dabei bewenden.

Nid und ich waren im Flugzeug von Chiang Mai nach Bangkok. Dann ging es weiter nach Zürich. Seit dem Tod meiner Mutter war ein halbes Jahr vergangen.

In letzter Zeit hatten wir viele Anfragen bekommen und neue Gäste empfangen. So kamen wir erst im Sommer dazu, in die Schweiz zu reisen und die Asche meiner Mutter im Gemeinschaftsgrab in Münsingen zu bestatten. Die Abdankung war für den 18. August 2006 vorgesehen.

»Das sind ja richtige Stücke!«, wunderte sich der Bestattungsbeamte in Münsingen, als er die zum Teil noch kompakt vorhandenen Knochen meiner Mutter in die dafür vorbereitete Urne schüttete. Das Resultat einer natürlichen Verbrennung, wie sie in Thailand noch durchgeführt wird. In den hiesigen Hochöfen werden die Knochen zu Staub.

»Bitte warten Sie noch einen Augenblick! Ich möchte ein kleines Stück mit zurück nach Thailand nehmen.«

Der Bestattungsbeamte ließ mich gewähren. Ich nahm ein Knochenstück und legte es in den von mir mitgebrachten Behälter. Später würde ich es pulverisieren und beim weißen Kreuz im Vorgarten unseres Hauses verstreuen.

Als ich die Urne mit der Asche meiner Mutter ins Gemeinschaftsgrab bettete, hatte ich das befreiende Gefühl, dass sich der Kreis wieder geschlossen hatte. Mutti war wieder dort angelangt, wo sie hergekommen war. Zusammen mit den anwesenden Trauergästen gingen wir in die Kirche. Dort hörten wir die Predigt und noch einmal den Kaiserwalzer.

*

»Es kommt mir bei jedem Besuch so vor, als wäre ich schon immer hier gewesen. Der Duft des Holzes ist unbeschreiblich und so vertraut. Das ist wirklich ein Stück Heimat!«, sagte ich zu Frau Beetschen.

»Martin, es tut mir wirklich leid, aber ich habe es nicht zur Beerdigung deiner Mutter geschafft. Meine Beine mögen einfach nicht mehr.«

»Das verstehe ich sehr gut. Das ist überhaupt kein Problem. Ich freue mich sehr, dass ich Sie jetzt besuchen kann.«

Frau Beetschen war die Besitzerin eines schönen Holzchalets, das immer noch genauso roch wie damals, als ich mit meinen Eltern hier in den Ferien gewesen war. Ihr Mann war vor ein paar Jahren gestorben. Frau Beetschen war für mich immer noch die Verbindung zu meiner Kindheit, weil ich sie seit diesen schönen Ferientagen auf der Lenk kannte.

»Ich habe das Gefühl, du wärst gerade erst mit deiner Mutter da gewesen, kurz vor eurer Abreise nach Thailand.«

»Ja, das war ziemlich genau vor vier Jahren.«

Ich erinnerte mich, wie Frau Beetschen damals meiner Mutter alles Gute zu dieser großen Reise gewünscht hatte.

»Danke, danke. Das schaffen wir schon. Wir gehen einfach wieder so, wie wir gekommen sind«, war die Antwort meiner Mutter gewesen.

Im Anschluss an die Urnenbeisetzung verbrachten Nid und ich ein paar Tage in den Bergen des Berner Oberlands. Ich erinnerte mich an so manches Kindheitserlebnis:

Mein Vater arbeitete als Pfleger in der Psychiatrischen Klinik in Münsingen. Jedes Jahr betreuten meine Eltern eine etwa zwölfköpfige Patientengruppe während der Sommerferien in Lenk. Von meinem zweiten bis zu meinem 18. Lebensjahr war ich auch jedes Mal dabei. Für mich waren es jeweils die schönsten und abenteuerlichsten Tage des Jahres. Vermutlich wurde auch dort mein Interesse an einem sozialen Beruf geweckt. Meine Eltern nahmen mich auf die Wanderungen mit den Patienten mit und ich entdeckte die Vielfalt und Vielseitigkeit jedes einzelnen Menschen. Dies habe ich meinem Vater zu verdanken. Er weckte meine Neugier und gab mir schon früh die Möglichkeit, mich auf spielerische und natürliche Weise verschiedenen Persönlichkeiten mit all ihren Auffälligkeiten und Eigenheiten zu nähern.

Mein Vater erzählte mir die vielfältigen Lebensgeschichten dieser Patienten und ich lernte sie zu verstehen. Ich bewunderte meinen Vater, wie er behutsam auf diese Menschen einging und sie bewegen und begeistern konnte. Meine Mutter war an seiner Seite, unterstützte ihn und war die beste Köchin der Welt.

»Ich habe mich oft gefragt, wie es dir und deiner Mutter wohl geht«, sagte Frau Beetschen nun und holte mich wieder in die Gegenwart zurück.

»Es ist alles gut gegangen. Und ich bin sehr froh, dass

ich diesen Schritt damals gewagt habe. Ich würde es nochmals genauso machen. Für meine Mutter war es wirklich das Beste. Und mehr noch. Es ist letztlich ein schönes Werk daraus entstanden. Das ist sozusagen Mutters Werk. Oder das Werk meiner Eltern.«

»Ja, die Zeit mit deinen Eltern ist noch sehr präsent bei mir. Erinnerst du dich noch an die Geschichte mit Herrn Hurni?«, wollte sie dann wissen.

»Ja, ich hörte sie immer wieder«, bestätigte ich und dachte erneut an diese Geschichte:

Herr Hurni hatte vor langer Zeit ein kleines Kind getötet. In einem schizophrenen Wahn hatte er das Mädchen über einen Felshang in den Tod geworfen. Er lebte seither in einer geschlossenen Abteilung der Psychiatrischen Klinik in Münsingen. Sein Zustand hatte sich deutlich verbessert, wenn auch niemand wusste, warum. Mein Vater arbeitete damals bereits einige Jahre als Psychiatriepfleger in dieser Klinik. Im Jahre 1963 führte mich Herr Hurni ganz alleine im Kinderwagen von unserem abgelegenen Ferienhaus in das etwa zwei Kilometer entfernte Dorf Lenk. Diesem Ausflug war ein heftiger Streit zwischen meinem Vater und meiner Mutter vorausgegangen. Meine Mutter war strikt dagegen, ihren zweijährigen Sohn einem Mann anzuvertrauen, der einst ein Kind umgebracht hatte. Mein Vater hingegen, der mit Herrn Hurni über längere Zeit ein Vertrauensverhältnis aufgebaut hatte, war überzeugt, dass er es verantworten könne und dies für den Patienten eine einmalige Chance sei, sich zu bewähren. Und er setzte sich durch.

Herr Hurni nahm mich also im Kinderwagen mit ins Dorf. Dort kaufte er ein und kam zur vereinbarten Zeit zurück. Bei der Ankunft waren wir beide wohlauf – doch während der Ausflug für mich eher belanglos war, hinterließ er bei Herrn Hurni eine tiefgreifende Veränderung: Jahre später, als ich ihn zufällig wieder traf, erklärte mir dieser Mann unter Tränen, wie prägend dieses Erlebnis für ihn gewesen sei. Man habe ihm damals das wertvollste Geschenk gemacht: Man habe ihm Vertrauen entgegengebracht.

Diese Geschichte beeindruckte mich sehr. Bei allem Verständnis für die Angst meiner Mutter, fand ich diese Entscheidung eine bemerkenswerte Leistung meines Vaters. Er hatte damit Herz und Mut bewiesen.

Durch den Geruch des Holzes und die heimelige Atmosphäre im Gespräch mit Frau Beetschen erinnerte ich mich wieder an viele Ereignisse. Auch daran, dass ich bereits als achtjähriger Knabe den Tod eines Patienten während der Ferien in der Lenk erlebte.

»Herr Brügger, Sie müssen die restliche Rösti nicht aufessen, wenn Sie satt sind.«

Herr Brügger schaute meine Mutter mit großen Augen an und sagte: »Lieber ein bisschen zu viel essen, statt die Reste den Schweinen geben!«

»Das reicht, Herr Brügger. Wir möchten ja nicht, dass Sie sich überessen.«

Mein Vater nahm ihm die große Schüssel weg. Es waren immer noch reichlich Reste der goldbraunen und gut duftenden Rösti vorhanden.

Am nächsten Morgen kam der groß gewachsene Alfred Mosimann zum Frühstückstisch und sagte zu meinem Vater:

»Der Brügger atmet nicht mehr. Muss das so sein?«

Mein Vater rannte die Treppe hinauf. Ich hinterher. Denn ich war neugierig.

So kam es, dass ich mit acht Jahren meinem Vater zum ersten Mal beim Einsargen eines Patienten half. Er war stolz auf mich. Und ich war stolz auf meinen Vater.

»Erzähl, Martin. Was sind jetzt deine Pläne? Willst du in Thailand bleiben? Oder kommst du irgendwann wieder zurück?«, fragte mich Frau Beetschen nun neugierig.

Sie duzte mich natürlich, weil sie mich ja seit Kindsbeinen kannte. Ich blieb aber beim »Sie«. Etwas anderes hatte sich nie ergeben.

»So wie es aussieht, bleibe ich in Thailand. Chiang Mai ist meine neue Heimat geworden. Zudem habe ich jetzt eine Familie. Meine Frau und ich möchten auch noch ein Kind. Ich hätte es meiner Mutter gegönnt, wenn sie Großmutter geworden wäre. Aber dazu ist es leider nicht mehr gekommen.«

»Da sieht man mal wieder, welche Überraschungen das Leben bereithält, Martin. Da ist ja aus der Tragödie deines Vaters etwas sehr Schönes entstanden!«

»Ja, so gesehen bin ich meinen Eltern dankbar. Es ist, wie wenn der Geist meiner Mutter noch präsent wäre und uns alle stärken würde. So hat es kürzlich eine Betreuerin formuliert. Wir haben jetzt mehrere Häuser für unsere Gäste. In jedem Haus hängt als Erinnerung ein von meiner Mutter selbst gemaltes Seidenbild.«

Und nochmals drängten sich die Bilder der Vergangenheit in mein Bewusstsein. Vor meinem geistigen Auge sah ich das große Gemälde eines Schutzengels, der vor einem Abgrund stand und zwei Kinder vor einem Absturz bewahrte. Dann sah ich wieder den groß gewachsenen Alfred Mosimann, der im Dorf vor dem Lebensmittelladen stand, eine Tube Senf an seinen Mund presste und den Inhalt der Tube wie aus einer Flasche auszutrinken begann. »Sie können den Senf doch nicht so austrinken!«, rief ich.

»Doch, doch«, lachte mich Herr Mosimann mit grünem Mund an. »Das kann ich schon.«

Die Verkäuferin kam aus dem Laden. Sie blickte zuerst mich und dann Alfred Mosimann verwirrt an, bevor sie zurück in den Laden ging, um meinem Vater anzurufen. Herr Hunziker und Herr Binder, zwei weitere Patienten, warteten vor dem Laden.

Im Fluss dieser Erinnerungen dachte ich plötzlich, dass ich mit unseren demenzkranken Gästen in Chiang Mai Ähnliches erlebe wie damals mit den Patienten in der Lenk.

Alfred Mosimann war ein Unikum. Man kannte ihn im Dorf und tratschte über diesen sonderbaren Menschen. Jeder

Patient trug seine Geschichte mit sich. Und abends unterhielten wir uns am warmen Holzofen über die komischen Erlebnisse des Tages.

So geht es eigentlich auch in Faham Village zu. Der alzheimerkranke Reini sorgt für Kichern und Kopfschütteln, wenn er ein Haus renovieren will, das gar nicht ihm gehört. Und bei Nudelsuppe und Papayasalat erzählen sich die Betreuerinnen und die Dorfbewohner Geschichten über diese eigenartigen Ausländer, die durch ihr Quartier geistern. Damals wie heute: sonderbare Großfamilien mitten in einer Dorfgemeinschaft.

Es klopfte an der Tür und ein alter, gebrechlicher Mann trat ein. Das Gesicht kam mir bekannt vor. Einordnen konnte ich ihn aber nicht.

»Martin, kennst du Herrn Stalder noch? Den Postboten von damals?«, fragte mich Frau Beetschen.

Jetzt erinnerte ich mich an den Mann, den ich sicher mindestens dreißig Jahre nicht mehr gesehen hatte.

»Herr Stalder! Das ist aber eine Überraschung! Jetzt erinnere ich mich genau. Der Postbote mit der blauen Uniform, die ich immer bewundert habe. Wie geht es Ihnen?«

»Hallo Martin! Schön, dich zu sehen. Wie es einem halt so geht im Alter. Ich habe gehört, dass du weit weg warst mit deiner Mutter. Aber ich hab vergessen, wo.«

»Irgendwo, wo es sonnig und warm ist. Man nennt es das Land des Lächelns.«

Alltagsgeschichten
aus Baan Kamlangchay

Eine ungewöhnliche Großfamilie

Rund ein Dutzend Menschen lebt im Zentrum Baan Kamlangchay. Sie alle verbindet ein gemeinsames Schicksal: das Vergessen. Die demenzkranken »Gäste« aus der Schweiz und aus Deutschland werden dort rund um die Uhr von persönlichen Betreuerinnen und Betreuern versorgt, die sich im Schichtbetrieb abwechseln.

So hat jeder Gast jederzeit eine Betreuungsperson zur Seite, Tag und Nacht. Etwa die Hälfte des 40köpfigen Betreuungspersonals kommt aus Pflegeberufen. Die anderen sind Quereinsteiger, haben aber Erfahrung in der Betreuung älterer Menschen.

Die Wohnungen von Baan Kamlangchay befinden sich in sieben verschiedenen Häusern des »Faham Village«, einem Quartier, das etwa eine Viertelstunde vom Zentrum Chiang Mais entfernt liegt.

Alle Häuser verfügen über Gästezimmer, sodass auch Angehörige oder Freunde während ihrer Besuche dort wohnen können. Die Kosten für einen Pflegeplatz sind hier deutlich günstiger als in der Schweiz oder in Deutschland.

Der Alltag in Baan Kamlangchay gleicht eher dem eines Dorfes als dem eines Pflegeheims. Und genau dies ist das Ziel von Martin Woodtli: »Die Menschen sollen bei uns möglichst so leben wie damals, als sie noch zu Hause waren. Eingebunden in einen sozialen Kontext, mitten in der Dorfgemeinschaft. Ohne Zäune und Mauern.«

Und so sieht man sie denn zu jeder Tages- und Nachtzeit mit ihren Betreuerinnen und Betreuern durch das Quartier spazieren: Demente Menschen aus Europa als Teil der Nachbarschaft. Ausländer, an die sich die Thais im Faham Village scheinbar längst gewöhnt haben.

Demenzkranke feiern und nehmen an Zeremonien teil

Die kleine Gemeinschaft aus Gästen und ihren Betreuenden nimmt teil an den Zeremonien und Feiern der thailändischen Gesellschaft. Zu den Großereignissen gehört dabei das Loy Krathong-Festival, ein Lichterfest, an dem die Thais zur Ehre der Wassergötter kleine Schiffchen schwimmen lassen, sogenannte Krathongs, die aus Bananenblättern und Lotusblumen geflochten werden.

An diesem Festtag im November 2006 pilgerte die ganze Gästeschar des Alzheimerzentrums hinunter zum Fluss, allen voran Kurt, ein Schweizer Gast der ersten Stunde in Baan Kamlangchay.

Kurt war dafür bekannt, dass er die »Sitten und Bräuche« in diesem Land zu kennen glaubte. Er gab bereits bei den Vorbereitungen seine Kommentare ab.

»Ja, ja, das kommt gut so. Ihr macht das super!«, lobte er die Thais und bewegte sich schwer atmend zum Eingangstor des Hauptgebäudes von Baan Kamlangchay.

»Jetzt komme ich, gell«, ließ er alle die Dringlichkeit seines persönlichen Einsatzes wissen.

Er packte ein langes, herunterhängendes Bananenblatt und hob es an.

»Das da. Das ist nicht schön so. Das gehört nach oben!«, sagte er zu Woodtlis Schwiegervater. Dieser nahm die Belehrungen auf Schweizerdeutsch gelassen hin, die beiden halfen sich gegenseitig beim Dekorieren des Eingangstors und schnauften dabei um die Wette.

Bald fand sich die Alzheimer-Truppe zu einem Picknick am Fluss ein, schaute umher und verfolgte sowohl den Weg der Lichterschiffchen als auch die Funken des Feuerwerks.

»Loy, Loy, Loy Krathong…«, sangen die Thais.

Auf der breiten Rasenfläche beim Fluss saßen die drei Herren Reini, Richard und Kurt friedlich nebeneinander und stimmten in den Gesang mit ein: »Loy, Loy, Loy Krathong…«

»Na Kurt, hat es dir gefallen?«, fragte Martin Woodtli am späten Abend.

»Es war wunderschön! Super! Aber einer hat falsch gesungen am Fluss. Ich weiß nur nicht wer. Ich glaube, der neben mir.«

Das war Kurt, der immer noch ein Haar in der Suppe fand.

Tod und Trauer in Baan Kamlangchay

Am Nachmittag des Weihnachtstages im Jahre 2006 lag Kurt auf seinem Bett und die weinende Betreuerin Tay hielt ihn fest. Es war eindeutig: Kurt war tot. Innerhalb kürzester Zeit füllte sich sein Zimmer mit Leuten. Eine Betreuerin versuchte ihn noch zu reanimieren, jedoch ohne Erfolg. Auch die Ärzte im Spital, die plötzliches Herzversagen diagnostizierten, konnten da nicht mehr helfen.

Kurt hätte an diesem Abend den Weihnachtsmann spielen sollen. Daraus wurde nichts, genauso wie aus der fröhlichen Weihnachtsfeier. Fassungslos saßen Gäste und Betreuende beisammen. Alle trauerten mit und waren tief betroffen: Es war der erste Todesfall in der kleinen Gemeinschaft, seit Martin Woodtlis Mutter gestorben war.

»Wir wollen den Tod, der zu einer solchen Gemeinschaft gehört, nicht verstecken. Dadurch, dass wir in unserer Großfamilie gemeinsam trauern, verstärken wir die Verbindung untereinander. Außerdem entspricht dies auch der lokalen buddhistischen Tradition, in der die Seele des Verstorbenen mehrere Tage lang auf ihrer Reise in eine andere Welt von den Trauergästen begleitet wird«, erklärt Martin Woodtli.

Der Bewegungsdrang oder wie Philippina den Hausarzt küsste

Viele Demente haben einen starken Bewegungsdrang. Manche bewältigen dabei größere Distanzen als zu jener Zeit, in der sie noch gesund gewesen waren.

Die 66jährige Philippina war nun fast ein halbes Jahr in Baan Kamlangchay. Eines Morgens, die Luft war rein, weil es über Nacht geregnet hatte, saß sie mit einem Fotobuch über die Besteigung des Kilimandscharo vor dem Haus. Sie trug dieses Buch immer bei sich.

Philippina erhob sich ruckartig und streckte das Buch mit der linken Hand empor wie eine eifrige Missionarin die Bibel. Ihre Betreuerin Naree erhob sich ebenfalls und folgte ihr auf dem morgendlichen rituellen Marsch durch das Quartier. Ursprünglich Holländerin, sprach Philippina ein Durcheinander aus Niederländisch und Schweizerdeutsch.

Wenn Martin Woodtli sie fragte: »Philippina, kommst du auch zum Frühstück?«, blickte sie verunsichert ihre Betreuerin an und sagte etwas in ihrer sprachlichen Hausmischung, die weder Woodtli noch die Betreuerin verstanden. Aber die Thailänderin und Philippina verstanden sich offenbar auf einer anderen Ebene ganz gut.

Es ist verblüffend, wie die demenzkranken Gäste und ihre Betreuerinnen über alle Sprachgrenzen hinweg kommunizieren und sich irgendwie verstehen.

Einmal pro Monat untersucht Dr. Pal, der Haus- und Vertrauensarzt von Baan Kamlangchay, die Gäste. Dr. Pal ist ein thailändischer Allgemeinpraktiker mit indischer Abstammung.

Für ihn war es immer wieder schwierig, Philippina den Blutdruck zu messen. Sie mochte das nicht so sehr.

»Starfecht, Starfecht!«, sagte Philippina zu Dr. Pal, als er sie begrüßte. Sie zeigte mit dem Finger auf ihn und lachte dabei. Er nahm es gelassen und lachte mit. Dabei maß er ihren Puls und tastete die Lymphdrüsen ab.

»Sollen wir jetzt noch den Blutdruck messen?«, fragte er in leicht verführerischem Ton.

»Chen, chen, chen!«, lachte Philippina und zeigte wieder mit dem Finger auf Dr. Pal, als hätte er etwas Anzügliches gesagt.

Dr. Pal befestigte unbeirrt die Manschette des Messgerätes an Philippinas Oberarm und begann, Luft hineinzupumpen. Plötzlich reichte es Philippina. Sie stand auf und verabreichte Dr. Pal – merkwürdigerweise nur mit dem Zeigfinger – einen Klacks auf die Nase. Dr. Pal lachte ein wenig verlegen. Dann kam so etwas wie eine Entschuldigung: Philippina umfasste blitzschnell den Kopf des Arztes und küsste ihn mit einem lauten Schmatzen auf die Glatze. Nach dieser Begegnung mit dem Arzt lief Philipina noch etwas schneller durchs Quartier als vorher.

In Baan Kamlangchay wird der Bewegungsdrang der Demenzkranken weder durch Zäune noch Medikamente unterbunden. Betreuerinnen und Betreuer begleiten die Gäste einfach so lange, bis der Spaziergang zu Ende ist.

Wie Bernard nach Malaysia fliegen wollte und in Italien landete

Für die Betreuenden ist es nicht immer einfach, mit den fixen Vorstellungen umzugehen, die manche Alzheimerkranke haben und die sie dann ganz dezidiert umgesetzt haben wollen.

Bernard zum Beispiel: Er erschien eines Tages mit einem gepackten Koffer zum Mittagessen. Seine Kamera hatte er ebenfalls bei sich und er war offensichtlich bereit zur Abreise. Bernard war Journalist in Genf gewesen und hatte früher auf vielen Kontinenten gearbeitet.

Er war immer noch sehr stolz auf seine Kamera.

»If you take my camera, I can kill myself!«, sagte er einmal zu einer Betreuerin, als sie ihm bei der Bedienung der Kamera behilflich sein wollte.

Er war körperlich immer noch fit. Abends spielte er Fußball und die Nächte verbrachte er nicht selten mit dem »Redigieren« von journalistischen Texten, indem er in verschiedenen Magazinen die Zeilen mit einem Lineal exakt unterstrich. Er war voller neuer Projekte und Ideen und jetzt plante er bereits seit ein paar Tagen eine Reise nach Malaysia, wo er eine Fotoserie für einen Reiseführer aufnehmen wollte. In Wirklichkeit war er aufgrund seiner demenziellen Erkrankung nicht mehr in der Lage, so etwas zu realisieren.

Wie sollte die Betreuerin darauf reagieren? Sie half ihm, seine Sachen zu packen und spielte sein Spiel mit.

»Liebe Freunde«, sagte er nun auf Französisch, »lassen Sie mich Adieu sagen und behalten Sie die Humanität und Ihr feines Gewissen. Sie verstehen, dass ich mich jetzt auf den Weg machen muss. Das Kanalisationsproblem haben wir übrigens immer noch nicht gelöst. Aber wir werden es nicht vergessen. Ich möchte mich nochmals herzlich bedanken und sage auf Wiedersehen!«

Bernard hatte zu dieser etwas pompösen Abschiedsrede angesetzt, die er blumig vortrug, um dann plötzlich in unver-

ständliche Erklärungen zum Thema Kanalisation abzuglei-
ten. Doch obwohl er die Themen oft durcheinanderbrachte,
war zu spüren, um was es ging: dass er sich jetzt wieder einmal auf eine große und lange Reportage-Reise begebe. So
ging seine Betreuerin mit ihm.

Allerdings nicht nach Malaysia, sondern ins nächste italie-
nische Restaurant, wo Bernard einen Risotto verspeiste und
über seinen Irrtum lachte. Den Irrtum nämlich, dass ja der
Flug nach Malaysia erst einen Tag später gehen würde.

Flexibilität und Kreativität sind bei der Betreuung von
Dementen oft wichtiger als pflegerisches Fachwissen. Viele
Probleme, die zu größeren Konflikten führen könnten, regeln
sich so wie von selbst. Oder werden schlicht vergessen. Und
so kam Bernard auch nicht auf seine Reise nach Malaysia zurück.

Die Dementen: ein Teil des Quartierlebens

Den Samstagabend verbringen Gäste von Baan Kamlangchay oft auf dem Marktplatz beim Haustempel des Faham
Village. Die Betreuerinnen kommen mit ihren demenzkranken Gästen gegen fünf Uhr abends dorthin und beobachten
mit ihnen das Geschehen. Auf dem Marktplatz steht zudem
eine Bühne für verschiedene musikalische oder tänzerische
Darbietungen. Für die demenzkranken Gäste hatte die Gemeinde Holzbänke mit Kissen anfertigen lassen. Auf dem
Markt werden vorwiegend Speisen wie Würste, Steaks und
gebratener Reis oder Nudeln angeboten. Vereinzelt gibt es
Stände mit roten, blauen und grünen Plüschtierchen und verzierten Plastikballons. Für die Gäste gibt es immer allerhand
zu sehen.

So wurde auch Manfred an diesem Abend von all den Reizen stimuliert. Er konnte nicht lange sitzen bleiben und be-

gab sich zusammen mit seiner Betreuerin Nui auf die Musik-
bühne.

Leider bewirkte seine Krankheit, dass Manfred mehr und
mehr verstummte. Als er vor zwei Jahren nach Thailand kam,
sang er noch lauthals Lieder und erzählte Geschichten. Dann
hatte er eine Phase, in der er immer nach Bananen verlangte.
Schließlich wurde er stiller und im Gesicht ausdrucksloser.

»Wir wissen letztlich nicht, was wirklich in ihm vorgeht«,
sagte seine Frau Hilde, die ihn oft besucht.

Seinen Kopf in eine schwarze Kapuze gehüllt, ging Manfred auf der Bühne hinter der Musikband gemächlich hin und
her. Dahinter die lachende Betreuerin Nui, die diese Szene
offenbar sehr lustig fand. Der Gitarrist zog Manfred zu sich,
der jedoch keine Miene verzog. Nui versuchte, ihn zu motivieren, etwas ins Mikrofon zu sprechen oder zu singen.
Plötzlich nahm Manfred das Mikrofon und hielt es Nui hin.
Nun hörte man ihr schallendes Lachen. Manfred imitierte sie
sofort und hielt das Mikrofon vor seinen Mund. Seine Miene
blieb ausdruckslos, aber es waren Töne zu hören: »Ha, ha,
ha, ha … ha, ha!« – Ein Lach-Duett, vorgetragen von der Betreuerin Nui und ihrem Gast.

Genny schüttelte den Kopf, als sie die Lacher hörte. Dann
sagte sie zu ihrer Betreuerin: »Der war schon als kleiner
Junge so.«

So finden sich die Gäste immer wieder zusammen und
nehmen am Dorfgeschehen teil. Sie geben sich Stichwör-
ter aus ihren unterschiedlichen Welten, die manchmal wirken wie Signale von einem anderen Planeten. Eine paradoxe
Kommunikation, deren Logik oft unverständlich ist. Und sie
trotzdem verbindet.

Wie Genny den letzten Bus nach Bünzen erwischen wollte

Demente Menschen sind oft sehr nachtaktiv – wie man auch am Beispiel von Genny sieht.

Martin Woodtli hatte schon geschlafen, als sein Handy klingelte. Eine Stunde vor Mitternacht.

»Khun Martin! Entschuldigung! Aber ich kann Genny nicht zurückhalten. Sie will unbedingt rausgehen«, sagte die neue Betreuerin Phayrin. Im Hintergrund hörte man Genny rufen:

»Los, los! Aufmachen, aufmachen!«

Martin Woodtli zog etwas missmutig die Kleider an. Dann schwang er sich aufs Fahrrad und radelte zu dem Haus, wo Genny wohnte. Diese stand in der Tür und sagte befriedigt:

»Sie, Sie! Jetzt kommt der Chef!«

»Genny! Guten Abend. Wo willst denn du so spät noch hin?«

»Ich muss doch gehen!«, sagte sie laut.

»Jetzt, mitten in der Nacht??«, hakte Woodtli nach.

»Ja, natürlich! Sonst erwische ich den letzten Bus nicht mehr! Der wartet nicht … meine Nichte … meine Nichte … Ich habe abgemacht!«

Genny war entschlossen, den letzten Bus nach Bünzen zu erwischen. Sie wollte dort ihre Nichte besuchen.

So machten sich denn Martin Woodtli, die Betreuerin und Genny gemeinsam auf, um die Bushaltestelle zu suchen. Der Spaziergang dauerte zwanzig Minuten, so lange, bis Genny vergessen hatte, was sie wollte und in ihr Zimmer zurückkehrte. Sie war immer noch schlecht gelaunt, wusste aber selbst nicht mehr warum.

Die Sache hatte sich für den Moment erledigt. Sie ließ sich von Phayrin ins Schlafzimmer führen. Die Matratze der Betreuerin war direkt neben Gennys Bett. Dort legte sich Phayrin hin, als Genny am Einschlafen war. Sie wusste, dass sie Genny in der Nacht ein- oder zweimal auf die Toilette begleiten oder ihr die Pampers im Bett wechseln musste. Ansonsten war sie während der Nacht in Bereitschaft, für den Fall, dass sich etwas Außergewöhnliches ereignen sollte. So schlief sie einen leichten Schlaf. Wie eine Mutter, die auf die nächtliche Unruhe ihres Kindes reagiert.

Eine solche Art der Pflege ist nur möglich, weil die Gäste auch nachts von ihren persönlichen Pflegenden betreut werden, die im gleichen Zimmer schlafen. Die Alternative, sie über Nacht medikamentös ruhigzustellen oder sie im Zimmer einzuschließen, lehnt man in Baan Kamlangchay ab.

Der Lehrplan wurde plötzlich unwichtig

In Baan Kamlangchay spielt die ständige Aus- und Weiterbildung eine wichtige Rolle. Es war an einem Spätnachmittag, als Martin Woodtli einen Einführungskurs für neun Betreuerinnen vorbereitete. Der Kurs sollte in zwei Tagen beginnen. Die Themen »Notfallmanagement«, »Grundpflege«, »Formen und Auswirkungen von Demenzerkrankungen« und »Kulturelle Aspekte« wurden auf drei Kurstage verteilt.

Da klingelte Woodtlis Handy. Es war Fon, die Betreuerin von Rudolf.

»Khun Martin! Ich bin mit Rudolf unterwegs. Er will nicht zurückkehren! Er hat Angst!«

»Wo seid ihr genau?«, fragte Martin Woodtli.

»An der Straßenkreuzung bei der Schule!«, antwortete Fon.

»Versuche, dort auf mich zu warten. Ich bin unterwegs«, sagte er und fuhr zum Schulareal, das etwa einen Kilometer vom Haupthaus entfernt war. Dort sah er die beiden bei einem Nudelshop. Die Leute, darunter ein paar Kinder, beobachteten Rudolf interessiert. Er war sichtlich unruhig, verwirrt und schlecht gelaunt.

»Es ist alles abgeschlossen und vorbei«, flüsterte er so vor sich hin, dass man ihn kaum verstehen konnte. »Vorbei!«

Martin Woodtli führte den verzweifelten Rudolf zum Baan Kamlangchay-Park. Da wirkte Rudolf plötzlich ganz erleichtert. Sie setzten sich an einen kleinen Tisch, Fon brachte Orangensaft.

»So Rudolf, geht es wieder etwas besser?«, fragte Martin Woodtli.

»Ja, ja.«, erwiderte er erleichtert. »Aber dieser Schlüssel. Da ist ein Problem!«

Fon war erstaunt, dass er sich noch an den Vorfall erinnerte.

»Ich habe eben nicht so gerne Salat. Ein bisschen schon, aber nicht zu viel«, sagte er dann plötzlich und wechselte das Thema. Er wirkte wesentlich ruhiger.

Was war passiert?

Es hatte Probleme mit dem Schloss des Parktors gegeben. Es klemmte und drei Angestellte hatten erfolglos versucht, das Tor zu öffnen. Rudolf konnte nicht in den Park. Sein gewohnter Weg war versperrt. Das alles verunsicherte ihn stark und versetzte ihn in eine Art Panik. Er ging ziellos weiter, irgendwohin, und Fon konnte ihn nicht zurückhalten. Also folgte sie ihm und sorgte dafür, dass er sich nicht in Gefahr begab. Weil in Baan Kamlangchay jeder Gast eine ständige Betreuung hat, ist es möglich, auf solche unerwarteten Zwischenfälle zu reagieren.

»Der Schlüssel passt wieder und das Tor ist geöffnet«, sagte Woodtli und half Fon, Rudolf auf den Liegestuhl nahe beim Schwimmbad zu legen. Dort döste er dann nach dieser Aufregung vor sich hin. Die Krise war bewältigt.

Die Vorbereitung für seinen Workshop ließ Woodtli nun sausen. Aber das war nicht schlimm. Er hatte ein Beispiel gewonnen. Ein Beispiel, das zeigt, wie schnell demente Menschen aus dem Tritt geraten können, wenn sie etwas stört. Dann ist es oft schwierig, zu spüren, um was es geht und einen passenden Ausweg zu finden.

Viele Besucher – viele Interessen

Die ARD, das ZDF oder der »Spiegel« waren in Chiang Mai zu Besuch. Martin Woodtli war in Talkshows wie »Günther Jauch« oder »Nachtcafé« zu Gast: Seit ein paar Jahren wird in vielen Medien immer wieder über Baan Kamlangchay berichtet und das Experiment stößt auch in Fachkreisen auf Interesse. Dutzende von professionellen Altenbetreuerinnen und -betreuern aus der ganzen Welt haben Baan Kamlangchay seit der Gründung besucht. Martin Woodtli war als Referent auf vielen Kongressen. Niemand hat ein Patentrezept dafür, wie die Gesellschaften des Westens mit der zunehmenden Zahl Demenzkranker umgehen könnte. Neue Ideen und Pflegeformen sind nicht nur gefragt, sondern dringend nötig.

Eine dieser professionellen Besucherinnen ist die deutsche Krankenschwester Beate Muth, die Baan Kamlangchay seit 2008 unterstützt, indem sie das Betreuungspersonal mehrmals jährlich in Erster Hilfe, Hygiene und Prophylaxe schult.

»Ich genieße die familiäre Atmosphäre und fühle mich hier sehr wohl«, sagte sie.

Eine andere regelmäßige Besucherin ist die Komödiantin Muriel Wernli. Während ihrer Thailandaufenthalte gastiert sie in Baan Kamlangchay und singt mit den demenzkranken Gästen ein Repertoire alter Lieder, von »Luegit vo Bergen und Tal« über »Gigi von Aroso« bis hin zu »Tulpen aus Amsterdam«.

»Schau, Philippina hat feuchte Augen«, stellte ihre Betreuerin Naree während des letzten Besuchs von Muriel fest. Die Erinnerungen an die Melodien der Jugend lösen bei vielen Demenzkranken starke Gefühle aus und manche, die fast alles vergessen haben, reagieren bewegt auf die alten Lieder.

Besucher sind grundsätzlich eine Bereicherung für die Bewohner von Baan Kamlangchay, die gerne neue Gesichter sehen. Und für die Besucher ist es spannend, den Alltag des Alzheimerzentrums eine Weile zu beobachten und zu erleben. Ihre Präsenz vertreibt die drückende Langeweile, die manchen Alters- und Pflegeheimen eigen ist. So leben die Dementen von Baan Kamlangchay in einem sozialen Kontext, der anregt und aktiviert.

*

Zu den vielen Besuchern gehörte auch eine zehnköpfige Delegation aus Vietnam, die für vier Tage im Alzheimerzentrum Baan Kamlangchay zu Gast war. Die Gesundheits-Fachleute wollten prüfen, ob ein ähnliches Betreuungskonzept auch in Vietnam umgesetzt werden könnte.

Ein solches Publikum ließ sich Genny nicht entgehen.

»Jäähh, seid ihr Chinesen oder Japaner?«, fragte sie in die Runde und machte dabei große Augen. »Das ist nämlich ein Unterschied!«, ergänzte sie laut und bedeutungsschwanger.

Der Übersetzer gab Gennys Bemerkung an die Besucher weiter, die etwas verlegen lächelten.

»Das sind Vietnamesen«, klärte sie Martin Woodtli auf.

»Ach so? Das sieht man ihnen aber überhaupt nicht an!«, bemerkte Genny trocken.

Die vietnamesischen Delegierten wollten ein weiteres Zentrum für alte Menschen in Chiang Mai besuchen, von dem sie im Internet gelesen hatten. Doch statt des erwarteten Altenheims trafen sie einen frustrierten Deutschen, der sein Heim längst wieder geschlossen hatte: »Ich hatte bald genug davon! Die alten Leute wollten einfach alles haben. Lobster, Sauerkraut, Golf, Bücher und Reisebegleitung. Und das alles zur gleichen Zeit.«

Baan Kamlangchay wird oft von Leuten besucht, die »ähnliche« Dienstleistungen für ältere Menschen in Thailand aufbauen möchten. Viele wittern darin ein lukratives Geschäft, unterschätzen dabei aber die Ansprüche der Senioren gewaltig. Denn manchmal ist tatsächlich beides gefragt: Lobster und Sauerkraut.

Besucher mit unterschiedlichen Anfragen tauchen manchmal auch unerwartet und zeitlich unpassend auf.

An einem Samstagnachmittag zum Beispiel, als Martin Woodtli gerade mit seiner Frau Nid und seinem Sohn Pepino unterwegs zu einem Kindergeburtstag war, läutete das Telefon.

Die Betreuerin Joy hatte eine Frage bezüglich der Wundpflege eines Gastes. Woodtli hielt am Rande einer Baustelle an, bedrängt vom quengelnden Pepino, der endlich auf den Kindergeburtstag wollte. Als Woodtli während des Telefonats auf der Baustelle stand, begegneten ihm zudem zwei halb nackte Bauarbeiter, die gerade aus einer provisorischen Dusche herauskamen. Woodtli stand etwas peinlich berührt auf der Baustelle und hatte das Gefühl, in die Intimsphäre der Bauarbeiter eingedrungen zu sein. Und schon kam ein zweiter Anruf. Am Apparat war Herr Heusser.

»Entschuldigen Sie, Herr Woodtli, dass ich Sie am Abend noch belästige…«

»Guten Abend, Herr Heusser. Ich…«, sagte Woodtli etwas gereizt und sah, dass seine Frau mit dem Auto wegfuhr, da er offenbar ungeschickt geparkt hatte. Nun stand er vorläufig alleine da. Mit den Bauarbeitern und Herrn Heusser am Telefon.

»Da ich mich morgen mit meinen Geschäftsfreunden treffen werde, wollte ich nochmals nachfragen, ob Sie über eine mögliche Zusammenarbeit bereits nachgedacht haben?«

Gestern war Herr Heusser im Alzheimerzentrum aufgetaucht, weil er Martin Woodtli für ein großes Pflegeheim für Demenzkranke in Chiang Mai begeistern wollte. Ein Millionenprojekt!

»Es tut mir leid, Herr Heusser, aber ich sehe einfach keine Berührungspunkte zwischen Ihrem Vorhaben und unserer Einrichtung. Sie haben einen ganz anderen Ansatz«, antwortete ihm Woodtli.

»Sie fragen sich vielleicht, warum ich so aufdringlich bin.

Aber ich würde Sie sehr gerne meinen Geschäftsfreunden vorstellen. Darf ich Sie morgen Abend zum Essen einladen?«, ließ Herr Heusser nicht nach.

»Das kommt sehr ungelegen. Ich bin morgen Abend bereits besetzt«, schwindelte Woodtli und sah, dass Nid mit dem Auto wieder zurückkam und ihm winkte.

»Papa, Papa! Komm!«, rief sein Sohn Pepino.

»Entschuldigen Sie bitte, Herr Heusser, aber ich muss das Gespräch abbrechen. Im Moment ist es gerade sehr ungünstig«, beendete Woodtli diese missglückte Konversation und stieg ins Auto.

Martin Woodtli erinnerte sich nochmals an den Besuch von Herrn Heusser. Dieser hatte alles versucht, um ihm sein Projekt schmackhaft zu machen: »Wir möchten nach Ihrem Beispiel ein ähnliches Projektvorhaben verwirklichen. Wir konnten nördlich von Chiang Mai ein Grundstück von 35 000 Quadratmetern erwerben. Dort stellen wir uns eine große Einrichtung mit verschiedenen Units vor. Insgesamt werden wir 90 Patienten aufnehmen können.«

Das ist nicht »nach unserem Beispiel«, dachte Woodtli, ohne es auszusprechen und wollte keinesfalls für so ein Riesenprojekt eine Beratungstätigkeit ausüben, wie er es manchmal für kleinere Projekte anbot.

Herr Heussers Großprojekt ähnelt den hochspezialisierten Pflegeeinrichtungen, wie sie in Europa bereits existieren, und bietet keine neue Perspektive. Probleme wie hohe Overheadkosten, komplexe Verwaltungsstrukturen und Zeitmangel werden sicherlich auch in Thailand nicht zu vermeiden sein. Zudem weist ein solches Großprojekt keinen integrativen Charakter auf, da es sich fernab der Wohngebiete der Bevölkerung befindet.

Martin Woodtli will sein Unternehmen klein und familiär halten. Und er sagt: »Ich bin davon überzeugt, dass die Qualität unseres Angebots in der Überschaubarkeit und der herzlichen Betreuung liegt. Die intime und individuelle

Atmosphäre einer Großfamilie mitten in einem Wohnquartier ermöglicht tagtäglich jene menschliche Nähe, die unsere Gäste benötigen. Es sind Menschen. Kranke Menschen. Sie brauchen Zuwendung und Geborgenheit. Nicht mehr und nicht weniger. Genauso wie du oder ich.«

Persönlichkeiten
aus Baan Kamlangchay

Somkown »Taem« Junsang

Der Zwilling

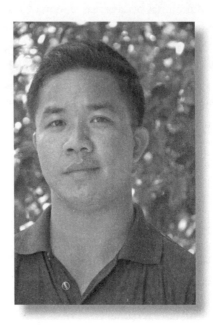

»Im besten Fall fühle ich mich wie ein Zwilling meines Patienten«, sagt Somkown Junsang. »Ich bin mit ihm verbunden wie mit einer Nabelschnur, über die sich Gefühle und Gedanken übertragen.« Somkown (34), genannt »Taem«, arbeitet seit 10 Jahren in Baan Kamlangchay. »Diese Arbeit hat mir Glück gebracht«, erzählt er, »sie ist schön regelmäßig und nicht schlecht bezahlt. So habe ich dank meiner Ersparnisse heute auch noch ein kleines Taxi-Unternehmen mit einem Sammeltaxi. Und da spüre ich es immer wieder: Ich habe Glück. Ich glaube, das hat damit zu tun, dass ich meinen Gästen hier viel Zuneigung schenken kann und damit mein Karma stark verbessert habe. So ergänzen sich die Pflege und mein Taxi-Unternehmen ganz gut. Früher war ich Kellner in einem Restaurant. Da war viel Betrieb, es gab Musik und Abwechslung. Aber mir fehlte die seelische Bindung, wie ich sie hier mit den Gästen, aber auch mit den Kolleginnen habe.« Manchmal bedauert es Taem, dass er nicht besser Deutsch kann: »Wenn es um einfache materielle Bedürfnisse geht, dann ist das nicht schlimm, die Gäste zeigen mir mit Gesten, was sie wollen, aber wenn es um komplizierte Gefühle geht, dann wäre es gut, wenn wir uns besser verstehen würden. Manchmal merke ich, dass jemand Heimweh hat. Ich versuche mit Berührungen und Nähe zu trösten, und oft geht das auch. So können wir uns ohne Worte harmonisch verbunden sein.«

»Als Kurt, mein erster Gast, plötzlich an einem Herzinfarkt starb, war ich sehr traurig. Irgendwie sind wir hier so etwas Ähnliches wie eine Familie und gehören so zusammen, als seien wir verwandt miteinander. Ich glaube, dass es für viele Thais selbstverständlich ist, dass sie zu alten Leuten schauen. Im Westen, wo die Menschen beruflich viel stärker eingespannt sind, ist das offenbar weniger möglich. Ich finde das nicht so gut, aber es scheint so zu sein.«

Areewan Woodtli

Frau Baan Kamlangchay

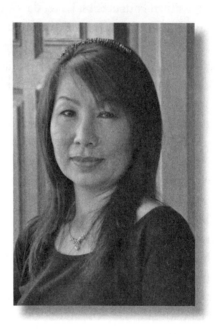

»Ich führe mit Martin zusammen unsere Großfamilie in Baan Kamlangchay. Martin ist für das Personal zuständig, für die Finanzen und für alle Fragen, die die Gäste direkt betreffen. Ich bin sozusagen die Hotelmanagerin. Ich kümmere mich um die Häuser, um den Putzdienst, um die Küche, aber auch um die Visa-Anträge, also den Umgang mit den Behörden.« Martin und »Nid«, wie sie genannt wird, haben 2004 geheiratet. Die ehemalige Coiffeuse stürzte sich mit viel Elan in die neue Aufgabe und gewann rasch eine große Zuneigung zu Martins Mutter Margrit: »Sie war so eine liebe Person und ich hatte das Gefühl, als würde ich sie schon seit Langem kennen.« Ihr

Vater war früher Baumeister, seit 10 Jahren ist er pensioniert und lebt nun die meiste Zeit bei seiner Tochter Nid.

Seit sie mit Martin zusammen ist, hat sie mit ihm bereits mehrmals die Schweiz besucht. »Die Unterschiede sind schon sehr groß«, berichtet sie. »Und das Auffallendste scheint mir, dass dort in der Schweiz viele Leute – auch im Alter – alles alleine machen. Die Familie spielt eine weniger wichtige Rolle als bei uns. Und obwohl ich die Gründe für diese Unterschiede natürlich kenne, habe ich das Gefühl, vielen alten Menschen in der Schweiz fehle etwas. Sie sind einsam!«

Die Häuser von Baan Kamlangchay sind über ein ganzes Quartier verteilt. »Ich pflege hier auch den Kontakt zu den Nachbarn. Zum Glück sind sie alle sehr nett und haben uns und unsere Gäste gut aufgenommen. Sie nehmen auch Anteil an allem, was bei uns passiert. Wenn jemand stirbt, dann kommen alle, die in der Umgebung wohnen, zu den Trauerzeremonien.«

Natürlich ist auch in Baan Kamlangchay nicht immer nur eitel Sonnenschein: »Manchmal sind gewisse Gäste einfach stur. Sie haben sich irgendetwas in den Kopf gesetzt, und oft weiß man nicht einmal, was! Da braucht man sehr viel Geduld, um sie zu besänftigen und um abzuwarten, bis diese Stimmung vorbeigeht. Mit Druck erreicht man nicht viel und mit Argumenten erst recht nicht.«

Kanokkan »Nui«Tasa

Die Stimmungskanone

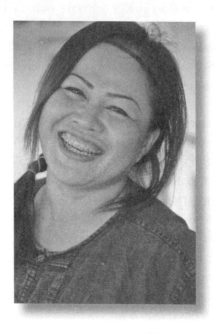

Mitten im Gespräch beginnt Nui zu weinen. Das ist ihr zwar peinlich, aber sie kann es nicht ändern. »Entschuldigen Sie, aber ich habe gerade daran gedacht, wie es sein wird, wenn einer meiner Gäste stirbt.« Und schon lacht sie wieder aus vollem Herzen: Nui ist so etwas wie ein Stimmungsbarometer in Baan Kamlangchay. An Weihnachten, wenn sie die schönen sentimentalen Lieder singen, sitzt sie ebenfalls mit wässrigen Augen da, doch gleich darauf herzt und streichelt sie wieder einen der Gäste. Nui hat keine Mühe, ihre Gefühle und ihre Zuwendung zu zeigen. Sie hatte als Informatik-Studentin begonnen, nebenbei in Baan Kamlangchay zu arbeiten, und es gefiel ihr so sehr, dass sie blieb: »Ich liebe diese Leute und ich habe auch Mitleid mit ihnen«, sagt sie. »Ich habe immer wieder andere Stellenangebote gehabt, aber dann fragte ich mich: Was wird jetzt aus meinen Patienten?«

Nui – ihr Spitzname leitet sich vom Thai-Wort für »Pummelchen« ab – ist seit mehr als zehn Jahren dabei und gehörte zum ersten Team, das nur Margrit Woodtli betreute. Sie schwärmt auch heute noch von dieser Zeit: »Damals waren wir eine richtige kleine Familie. Heute sind wir schon fast eine Institution mit vielen Angestellten und vielen Gästen. Das ist natürlich nicht mehr das Gleiche. Es muss viel mehr organisiert und geplant werden. Wie in einem richtigen Betrieb eben.« Aber trotzdem: »Ich bin hier zu Hause und die Arbeit ist sinnvoll. Ich orientiere mich ganz an meinem Gast und spüre, dass ich ihn ein wenig glücklich machen kann, auch wenn es ihm nicht mehr möglich ist, das mit Worten auszudrücken. Man spürt es trotzdem. Und das ist vielleicht auch der Unterschied: Im Westen kümmern sich viele aus Pflichtgefühl um die Alten. Bei uns kommt es von Herzen. Aber leider ändert sich das auch in Thailand. Mit zunehmendem Reichtum werden die Leute viel materialistischer.« In der Freizeit hört Nui gerne Musik und hat ein ganz besonderes Hobby: Sie verkauft Lebensversicherungen. »Manche sagen mir: ‚Arbeite doch was anderes, du könntest viel mehr verdienen.‘ Aber ich bin eine eigensinnige Person, mache, was ich will und es ist mir egal, was die anderen denken. Früher war ich etwas cholerisch. Aber seit ich mit diesen alten Menschen zu tun habe, bin ich ganz geduldig geworden.«

Das Mädchen von Land

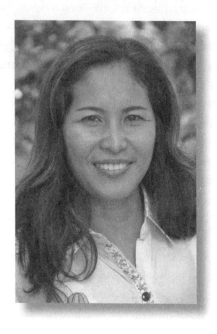

»Mein Spitzname ›Khaek‹ heißt so viel wie ›Inder‹. Sie haben mich so genannt, weil ich als Kind ganz dunkle Haut hatte. Ich bin am Ufer des Mekong aufgewachsen, an der Grenze zu Laos. Meine Eltern arbeiteten beide in einer Sägerei und waren sehr arm. Seit mein Vater gestorben ist, unterstützen meine Geschwister und ich unsere Mutter. Ich schicke mehr als die Hälfte meines Lohns nach Hause. Ich bin ein Mädchen vom Land.«

»Khaek« ist 42 Jahre alt und hat zwei Söhne, 15 und 19 Jahre alt. Sie ist seit Langem geschieden und lebt heute mit ihrem britischen Freund zusammen. Nach der Scheidung von ihrem Mann arbeitete sie zuerst in einer Fabrik, dann in einem Restaurant in Hua Hin. Dort lernte sie einen Schweizer kennen, der ihr schließlich die Stelle in Martin Woodtlis Baan Kamlangchay vermittelte. Sechs Jahre lang betreute sie dort Reini aus der Schweiz. »Am Anfang habe ich mir nicht vorstellen können, diese Arbeit zu tun, aber Reini war so ein lieber und höflicher Mann, dass es mir immer besser gefallen hat. Sein Tod hat mich sehr traurig gemacht, denn mit ihm war die Pflege mehr als nur Arbeit, es war wirklich so etwas wie Zuneigung.«

Die Pflege war für Khaek nie nur eine rein professionelle Angelegenheit, von der man sich immer wieder abgrenzen muss. Sie sagt: »Wir leben ja nicht nur über den Verstand, sondern auch durch das Gefühl. Wenn ich mit meinem Gast Konflikte hatte, hielt ich ihn an den Händen und schaute ihm in die Augen und irgendwie verstanden wir uns wieder – auch ohne Worte.«

Jetzt hat sie einen neuen Patienten, mit dem sie gerade eine Beziehung aufbaut. »Doch das ist sehr schwierig, weil mein neuer Gast oft nicht reagiert, sondern ganz stur bleibt. Manchmal möchte er zum Beispiel sein Hemd nicht ausziehen, wenn ich ihn duschen soll. Ich versuche alles. Lachen, singen, berühren. Er bleibt einfach stehen und hält sein Hemd fest. Dann weiß ich manchmal nicht mehr, was ich tun soll. Es ist zum Verzweifeln! Meistens ist es dann allerdings am besten, einfach abzuwarten, bis sich die Stimmung ändert.«

Der Job gefällt ihr, weil sie gut verdient und weil sie die älteren Leute gernhat: »Sie sind so lieb, haben eigentlich sehr wenig Ansprüche und sind dankbar für alles, was man für sie tut.«

Amporn »Gift« Khongmeekwamdee

Die Aufsteigerin

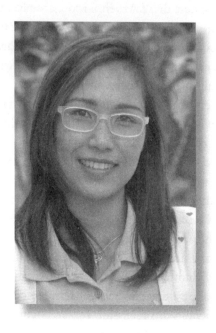

»Gift« will es zu etwas bringen. Sie stammt aus einer armen Familie und ist in den nördlichen Berggebieten Thailands aufgewachsen. Jetzt arbeitet sie als Betreuerin in Baan Kamlangchay und gleichzeitig studiert sie an der Universität von Chiang Mai Betriebswirtschaft. »Ich habe immer davon geträumt, einmal einen Universitätsabschluss zu machen«, sagt sie. »Aber weil meine Eltern arm sind, muss ich mir das Studium selbst verdienen.«

Sie hat eine Ausbildung als Hilfskrankenschwester und arbeitete ein Jahr lang in einem staatlichen Krankenhaus.

»Der Unterschied zwischen diesem Krankenhaus und

Baan Kamlangchay ist ziemlich groß«, findet sie. »Dort hatte ich eigentlich kaum eine Beziehung zu den Patienten und pflegte natürlich alle paar Tage jemand anderen. Hier, mit unseren Alzheimer-Patienten, ist das ganz anders. Es geht in erster Linie darum, eine Beziehung aufzubauen. Meinen Gast, den Gustav, den mag ich wirklich, aber manchmal bin ich auch sauer auf ihn, wenn er mir partout nicht gehorchen will. Dann schimpfe ich ein bisschen und verschwinde. Meistens dauert es nicht lange, bis wir uns beide wieder beruhigt haben und alles wieder friedlich ist.«

»Wir arbeiten auch viel mit Berührungen. Daran musste sich Gustav erst gewöhnen. Ich umarme ihn oft und dann spüre ich, wie eine große Wärme entsteht und er sich geborgen fühlt. Ich weiß, dass dies vielleicht in einer westlichen Vorstellung nicht unbedingt korrekt ist. Aber vielleicht ist es das Geheimnis, warum es hier so gut funktioniert. Und, was wichtig ist: Diese Berührungen haben keine sexuelle Bedeutung«, erzählt Gift. Gustav habe mal gesagt: »Ich habe nur eine Frau, und die ist im Himmel.«

Hat sie manchmal das Gefühl, dass der Westen seine sozialen Probleme mit solchen Modellen exportiere? »Nein, eigentlich nicht. Wir bieten die bessere Pflege, die für euch Westler zudem noch billig ist. So helfen wir euch und verdienen gut dabei! Ein Gewinn für beide Seiten!«

Nachwort

Während meines anfänglichen Schreibens begleiteten mich viele Fragen und Zweifel: Ist es richtig, unsere persönliche Schicksalsgeschichte auf diese Art und Weise öffentlich zu machen? Wären meine Eltern – sozusagen als Hauptakteure – damit einverstanden?

Heute bin ich von der Richtigkeit meines Tuns überzeugt. Zum einen bot mir das Schreiben die Möglichkeit, das Geschehene nochmals genauer zu betrachten und besser zu verarbeiten. Zum anderen möchte ich den Angehörigen demenzkranker Menschen Mut machen, neue Betreuungsmöglichkeiten zu entdecken. Und zudem soll mein Beispiel aufzeigen, dass sich aus einem Schicksalsschlag auch neue Türen öffnen können.

Zu guter Letzt möchte ich meinen Verwandten und Freunden, die mich in diesen schwierigen Zeiten unterstützt und begleitet haben, ganz herzlich danken!

Martin Woodtli

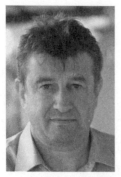

Martin Woodtli

1992 kam Martin Woodtli zum ersten Mal nach Thailand. Von 1994 bis 1998 arbeitete er dort für die Organisation »Ärzte ohne Grenzen« und baute für sie ein HIV/AIDS Präventions- und Betreuungsprogramm in Chiang Mai auf. Er führte die lokalen Angestellten und entwickelte Ausbildungsmodule für das thailändische Gesundheitspersonal. Martin Woodtli lernte während dieses Aufenthalts nicht nur die Sprache, sondern auch die Kultur Thailands intensiv kennen.

Aufgewachsen ist Martin Woodtli in Münsingen, Kanton Bern, wo er die Schulen besuchte und anschließend eine Verwaltungslehre auf der Gemeindeverwaltung absolvierte. Später studierte er Sozialarbeit an der Fachhochschule für Soziale Arbeit in Solothurn. Seine Diplomarbeit zum Thema AIDS ermöglichte ihm eine Pioniertätigkeit bei der Zürcher AIDS-Hilfe, wo er als Sozialarbeiter sechs Jahre tätig war.

Von 1991 bis 1994 machte er am Fritz Perls Institut in München eine Ausbildung zum Gestalttherapeuten und arbeitete danach im Kanton Aargau als Therapeut und Berater vorwiegend im Suchtbereich.

Nach seinem ersten Thailandaufenthalt leitete Martin Woodtli für zwei Jahre den Flüchtlingsdienst Zentralschweiz im Auftrag der Caritas Schweiz.

Im Jahre 2002 – nach dem Tod seines Vaters – wanderte er zusammen mit seiner Mutter nach Thailand aus. Dort baute er ein Jahr später sein Alzheimerzentrum Baan Kamlangchay in Chiang Mai auf.

Christoph Müller

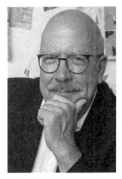

Im Jahre 2003 publizierte Christoph Müller zum ersten Mal zum Thema Alzheimer. Sein Dokumentarfilm »Der Lauf des Lebens« über Margrit Woodtli berührte ein großes Publikum. Als Martin Woodtli, der Sohn von Margrit, begann, seine Geschichte aufzuschreiben, bot Christoph Müller an, ihn dabei zu unterstützen. So kam es zu diesem Buch.

Christoph Müller wurde 1950 geboren und ist in Schlieren bei Zürich aufgewachsen. Nach Studien in Sozialpsychologie und Geschichte begann er 1974 als Journalist und Fotograf zu arbeiten, zuerst bei der Limmat Zeitung und dem Badener Tagblatt, später beim Schweizer Fernsehen.

Im Schweizer Fernsehen hat Christoph Müller bei einer Vielzahl von Sendungen mitgewirkt. Er war unter anderem Mitbegründer von »Schweiz aktuell« und »10vor10«. Als Reporter für die »Rundschau« und für »10vor10« bereiste er viele Krisenherde der Welt, so etwa Zentralamerika und den Nahen Osten.

Von 1991 bis 1995 war Müller Korrespondent in Moskau, später leitete er »10vor10« und entwickelte ab 2001 die Sendung »Reporter«. Müller gewann als Autor und Redaktor zahlreiche Auszeichnungen. Bis zu seiner Pensionierung leitete Müller zusätzlich die Redaktion DOK. Heute ist er mit seiner Firma Magic Moments GmbH als freier Filmschaffender, Autor und Fotograf tätig.

Müller ist verheiratet und hat drei Töchter.

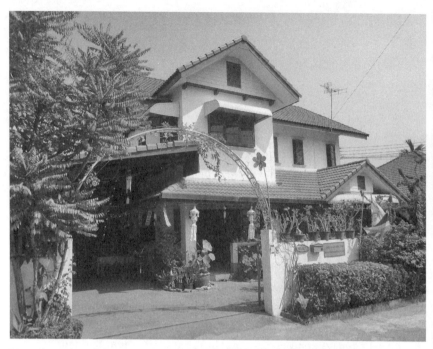

Haupthaus des Alzheimerzentrums Baan Kamlangchay in Chiang Mai.

Kontakt:
Baan Kamlangchay Co., Ltd.

Martin Woodtli
121/72 Moo 7 Faham Village
T. Faham A. Muang
Chiang Mai 50000
Thailand

Weitere Infos finden Sie unter:
www.alzheimerthailand.com